Prof. Hademar Bankhofer
Karl-Heinz Dolinschek
Dr. med. Peter Hörtnagl

HEILEN MIT DEM REISHI-PILZ

ISBN 3-901794-60-3

© Firmensitz: Kneipp-Verlag GmbH, Kunigundenweg 10, A-8700 Leoben;
   Zweigstelle: Lobkowitzplatz 1, 1010 Wien.

Autoren: Prof. Hademar Bankhofer; Dr. med. Peter Hörtnagl; Karl-Heinz Dolinschek.

Fotonachweis:
Foto CROCE, Graz: 3, 14, 16, 18, 20, 22, 28, 31, 32, 34, 39, 40, 42, 53, 54, 78.
Foto Dolinschek: 9, 10, 13, 17, 30, 37, 50, 56, 59, 61, 62, 63, 64, 66, 72.
Foto CONTRAST: 74, 82.
Alle übrigen Fotos: Kneipp-Verlag.

Lektorat: Apotheker Mag. pharm. Bernd Milenkovics, Adler Apotheke, 8010 Graz, Hauptplatz 4.

Layout, Fotosatz, technische Bearbeitung: Verlag des Österreichischen Kneippbundes Ges.m.b.H.

Druck: Theiss GmbH, A-9431 St. Stefan

3. Auflage   Leoben, April 2005

Prof. Hademar Bankhofer
Karl-Heinz Dolinschek
Dr. med. Peter Hörtnagl

HEILEN MIT DEM REISHI-PILZ

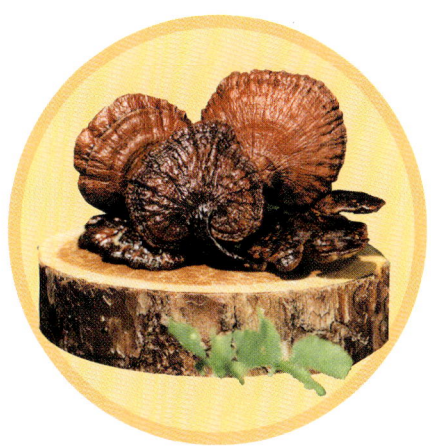

Seit 4.000 Jahren in China:

DER PILZ DES LANGEN LEBENS

Stärkt das Immunsystem
Senkt Blutdruck und Blutzucker
Hilft bei Asthma und Bronchitis
Entgiftet die Leber

INHALT

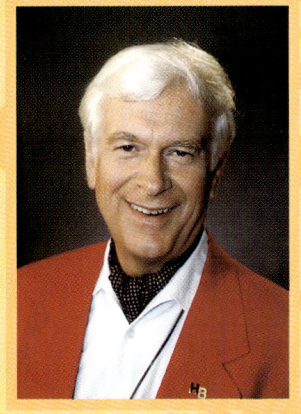

Prof. Hademar Bankhofer:

GESUND BLEIBEN UND GESUND WERDEN MIT DEM PILZ DES LANGEN LEBENS

Ein Vorwort

Es ist Donnerstag, morgens, 8 Uhr. Ich befinde mich wieder im Studio des ARD-Morgenmagazins in Köln. Ich hatte gerade meinen ersten Auftritt. Diesmal sind es Gesundheits-Tipps zum Thema Bluthochdruck. Ich gehe hinüber in die Service-Redaktion, bereite mich auf den zweiten Auftritt vor. Die Telefone laufen heiß. Viele haben zum Bluthochdruck Fragen und wollen diese live auf Sendung stellen. Jetzt muss ganz schnell die Vorauswahl getroffen werden. Die Zeit eilt dahin. Ich setze mich zu den Studentinnen und Studenten, die die Anrufe entgegennehmen. Ich greife selbst zu einem der Telefone und hebe ab.

Da ist die euphorische Stimme einer Zuschauerin aus Berlin: »Ich sage Ihnen, Professor Bankhofer: Es ist ein Wunder geschehen. Ein wahres Wunder. Ich hatte einen viel zu hohen Blutdruck. Ich bin in ärztlicher Behandlung und habe die blutdrucksenkenden Medikamente nicht vertragen. Ich habe mich danach immer ganz elend gefühlt, war so entsetzlich müde, ich bin überall eingeschlafen. Der Doktor musste die Tabletten absetzen. Und dann hat er mir geraten, ich sollte es mit dem Reishi-Pilz aus Asien versuchen. Das habe ich natürlich gemacht: Ich nehme seit längerer Zeit jeden Tag 2 Reishi-Kapseln. Mein Blutdruck ist wieder im normalen Bereich. Ich bin überglücklich. Sie müssen im Fernsehen und Radio unbedingt über den Reishi-Pilz berichten …!«

Ich muss gestehen. Ich hatte irgendwann kurz vom Reishi-Pilz gelesen, mich aber damit nicht eingehend befasst. Ich wusste daher im ersten Augenblick mit der begeisterten Mitteilung der Zuschauerin nicht viel anzufangen. Doch ich nehme jeden Anruf ernst, gehe jeder Meldung nach.

Mir war vor allem klar: Millionen Menschen leiden an Bluthochdruck. Das ist ein gefährlicher Risikofaktor für Herz und Kreislauf. Wenn es nun möglich war, mit dem Extrakt eines asiatischen Pilzes auf natürliche Weise – ohne Nebenwirkungen – zu helfen, den Blutdruck zu senken, so war das tatsächlich für viele Betroffene interessant. Ein wertvoller Beitrag zur Naturmedizin.

Von Köln nach Wien zurückgekehrt, begann ich zu recherchieren. Ich telefonierte mit Ärzten. Ich schaute mich im Internet um. Ich ließ mir ausländische Literatur kommen. Und dabei stieß ich immer wieder auf einen Namen: Karl-Heinz Dolinschek, ein Österreicher, der in der steirischen Landeshauptstadt Graz zuhause ist. Er ist nicht nur in Europa, sondern auch in Asien als Reishi-Experte anerkannt und geachtet. Kein Wunder: Er hat viele Jahre in China verbracht und ist seither Mitglied einer chinesischen Familie. Er befasst sich seit vielen Jahren mit der Naturmedizin Reishi-Pilz. Er war auch einer der ersten, die den Pilz nach Europa gebracht und sich für ihn eingesetzt haben.

Ich habe Kontakt mit Karl-Heinz Dolinschek aufgenommen und war von dem Mann fasziniert. Sein ungeheures Wissen um die asiatische Heilkunst und seine Erfahrungen im Speziellen mit dem Reishi-Pilz haben mich tief beeindruckt. Ich erkannte sofort: Er ist durch und durch Idealist, der etwas bewegen möchte und vielen Menschen helfen will.

Die Gespräche mit ihm haben mich überzeugt. Und als dann in meiner Zuschauerpost beim österreichischen Fernsehen Briefe einlangten, in denen man mir die Anregung gab: »Könnten Sie nicht einmal etwas über den Reishi-Pilz berichten?«, da stellte ich das Thema meiner Redaktion zur Diskussion. Alle waren begeistert. Und so stellte ich in »Willkommen Österreich« den Reishi-Pilz vor.

Immer dann, wenn ich von asiatischen Heilmethoden berichte, sind viele Zuschauer ganz besonders interessiert. Der Reishi-Pilz aber schlug alle Rekorde. Tagelang standen die Telefone nicht still. Es kam viel Post. Die Fragen, die gestellt wurden, zeigten mir, wie sehr die Menschen für neue Möglichkeiten der Naturmedizin aufgeschlossen sind.

Ich hatte in der Fernsehsendung eine wichtige Aufgabe zu erfüllen. Ich musste klarmachen: Reishi ist im Grunde genommen nicht der einzige Name des Heil-Pilzes. Die Japaner nennen ihn Reishi. In China hat man ihm den Namen Ling Zhi gegeben. Doch Reishi ist am geläufigsten. Man kann diese Bezeichnung auch leichter aussprechen.

Der Reishi-Pilz kann erst verwendet werden, wenn er zwei Jahre alt ist. Dann sind seine Wirkstoffe ausgereift, können dem menschlichen Organismus nützen. Man verwendet ausschließlich den auffallend glänzenden Fruchtkörper. Er wird schonend getrocknet und in einem aufwändigen Verfahren zu Pulver verarbeitet.

Es wird auf dem internationalen Markt immer wieder von schwarzen Schafen versucht, dieses Pulver mit dem zerriebenen hölzernen Stängel des Pilzes zu strecken.

Das ist dann minderwertige Ware, die zum Teil gar nicht, zum Teil nur vermindert Wirkung zeigt. Deshalb hat der Österreicher Karl-Heinz Dolinschek das Hando-Reishi-Verfahren entwickelt: ein Verfahren, das kontrollierte Ware nur aus dem Fruchtkörper des Reishi garantiert und dieses daraus gewonnene Produkt nur über Apotheken vertreibt.

In freier Natur – in der chinesischen Provinz Yunnan im Südwesten des Landes – wächst der Reishi-Pilz nur auf abgestorbenen Hartholz-Bäumen oder auf Baumstümpfen.

90 Prozent der Pilze, die gesammelt werden, findet man auf abgestorbenen

Pflaumenbäumen. Oft müssen 100.000 alte Pflaumenbäume abgesucht werden, damit man ein paar Pilze findet. Mit Recht wollten viele Zuschauer wissen: »Gibt es denn überhaupt genügend Reishi-Pilze für die Naturmedizin?«

Gäbe es natürlich nicht. Aber der Reishi-Pilz wird seit 20 Jahren kultiviert. In Gewächshäusern unter strengsten Hygienevorschriften.

Was mich besonders am Reishi beeindruckt: Dass man ihn schon vor rund 4.000 Jahren in der Medizin eingesetzt hat und dass er im antiken China wertvoller als Ginseng eingestuft wurde. Fast alles, was man damals über die Wirkung des Reishi schrieb, wurde heute in modernen wissenschaftlichen Studien exakt messbar nachgewiesen und bestätigt.

Man kannte damals noch nicht das Schlagwort Immunkraft.

Doch man meinte dasselbe, wenn man betonte: Der Reishi-Pilz hilft, Krankheiten zu besiegen und erhöht die Lebenserwartung des Menschen. Man muss sich das vorstellen:

Ein exotischer Pilz – zu feinstem Pulver zermahlen – wird zur Naturarznei gegen Bronchitis, Bronchial-Asthma, gegen Leber-Probleme, Arthritis, Bluthochdruck und Wechseljahrbeschwerden.

Was mich aber noch mehr beeindruckt: Dieser Pilz kann uns helfen, gesund zu bleiben und erst gar nicht krank zu werden. Die Vorsorgemedizin wird in der heutigen hektischen Zeit immer bedeutungsvoller. Ich sehe darin die vorrangige Aufgabe des Reishi-Pilzes.

Der österreichische Mediziner und Wissenschaftler Dr. Peter Hörtnagl bringt das ganz hervorragend auf einen Nenner. Wir können mit dem Reishi-Pilz unsere Vitalität und Fitness steigern. Wir können uns und vor allem unser Herz stark machen gegen Stress. Wir können ein gesundes Immunsystem krisenfest machen. Wir können unsere Leistungen steigern und können unserem Blut mehr Sauerstoff zuführen. Und das alles ohne Nebenwirkungen.

Ich habe mich umgesehen. In Asien wird das Pulver aus dem Reishi-Pilz mit Sirup eingenommen oder als Suppe aufgekocht. Es wird als Tee oder als Mixtur mit Honig konsumiert. Es gibt auch Reishi-Tinkturen.

Hier hat Karl-Heinz Dolinschek, der uns den Reishi nach Europa gebracht hat, den sinnvollen Mittelweg gefunden: Reishi-Pulver in Kapseln. 1 bis 2 Kapseln täglich genügen.

Sie werden im vorliegenden Buch viel Interessantes und Wissenswertes über den geheimnisvollen Reishi-Pilz erfahren. Sie werden Ratschläge bekommen, wie Sie mit dem Pilz gesund bleiben und gesund werden können. Sie werden vieles über die Wirkstoffe erfahren und über die konkrete Anwendung für Ihre Gesundheit.

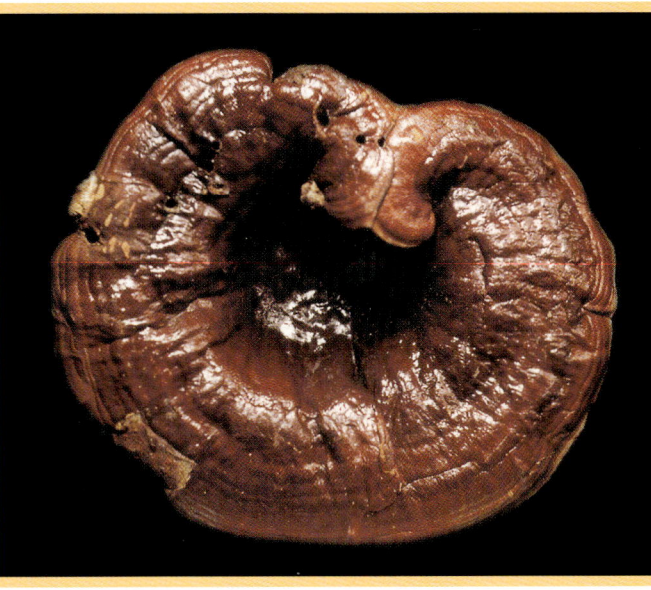

Halten Sie sich dabei immer vor Augen: Wenn wir gesund sind, dann ist das wunderschön. Doch wir müssen eine Menge tun, damit dieser Zustand anhält.

Unser Organismus ist speziell in der heutigen Zeit

so vielen Gefahren und Angriffen ausgesetzt, dass man ihn schützen und mit Kraft versorgen muss. Das aber kann man nicht mit chemischen Medikamenten.
Diese haben andere Aufgaben in der Medizin. Für Aktionen zum Gesundbleiben, zur Vorsorge gegen das Krankwerden sind die Kräfte der Natur zuständig. Und so eine Kraft stellt der Reishi-Pilz dar. Wir sollten sie nützen.

Seit einiger Zeit steht in meinem Arbeitszimmer auf einem roten kleinen Samt-Podest ein getrockneter, glänzender Reishi-Pilz. In China und Japan findet man das in vielen Büros und Wohnungen.

Der Reishi soll über Glück, Gesundheit und Erfolg wachen. Wenn man diesen wunderschönen Pilz nur betrachtet, geht von ihm eine faszinierende Ausstrahlung aus. So, als würde der Pilz Tag für Tag sagen: »Tu etwas für Dein Glück! Tu etwas für Deine Gesundheit! Tu etwas für Deinen Erfolg!«

Im Grunde genommen ist dies das allumfassende Geheimnis eines erfolgreichen Lebens: Wir dürfen nicht immer nur warten. Wir müssen selbst etwas tun. Auch und ganz besonders, wenn es um unsere Gesundheit geht.

Tauchen Sie ein in die geheimnisvolle Welt Asiens. Machen Sie sich auf den folgenden Seiten mit dem Reishi-Pilz vertraut. Viele namhafte Experten, die in diesem Buch zu Wort kommen, werden Ihnen dabei helfen. Lernen Sie den Reishi-Pilz Seite für Seite schätzen. Und machen Sie sich seine Kräfte zunutze. Es ist kein Zufall, dass man in China und Japan den Reishi den »Pilz des langen Lebens« nennt.

Viel Freude beim Lesen dieses ungewöhnlichen Buches mit so vielen einzigartigen Fotos wünscht Ihnen

Ihr

HADEMAR BANKHOFER.

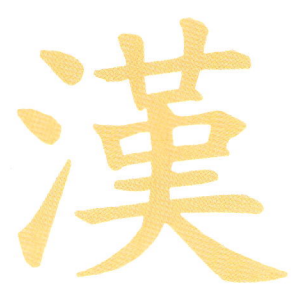

Karl-Heinz Dolinschek überreicht dem Dalai Lama, dem religiösen Oberhaupt Tibets, als Zeichen der großen Wertschätzung einen Reishi-Pilz.

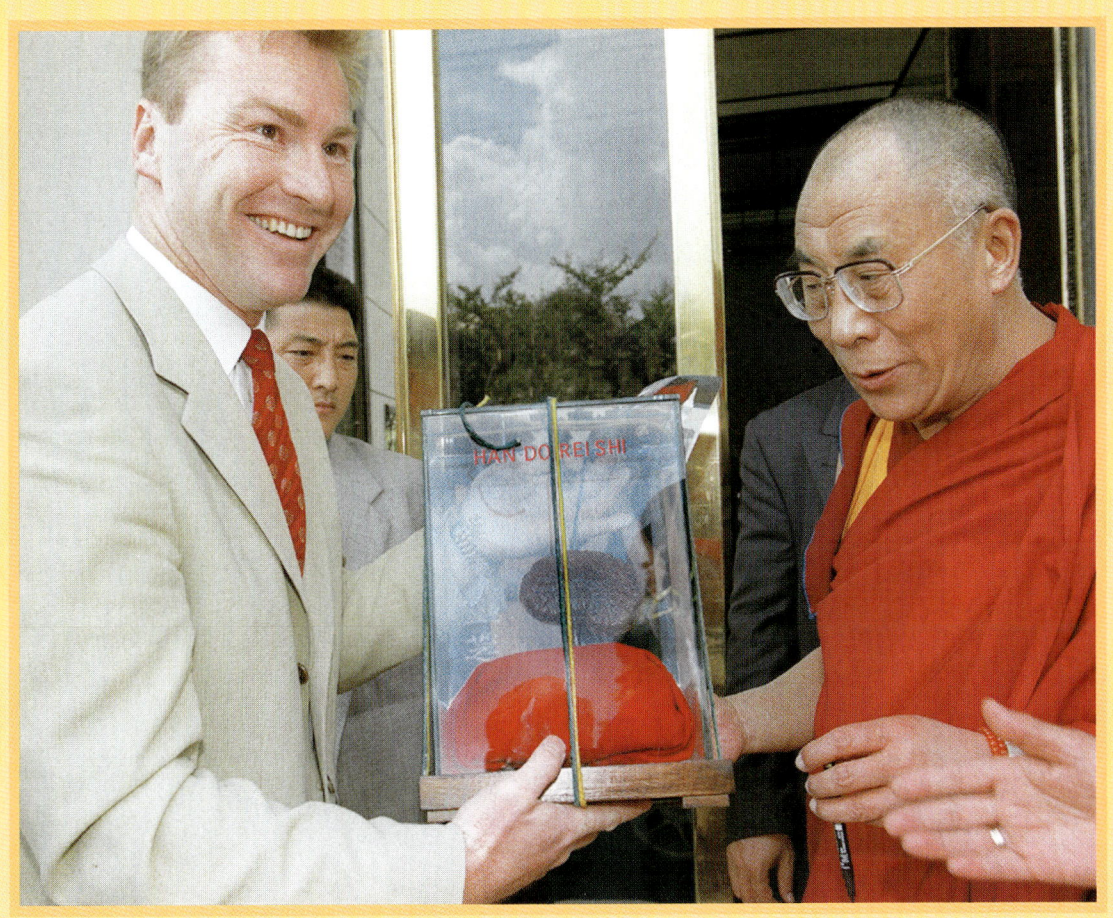

REISHI –
EIN PILZ GIBT SEIN GEHEIMNIS PREIS

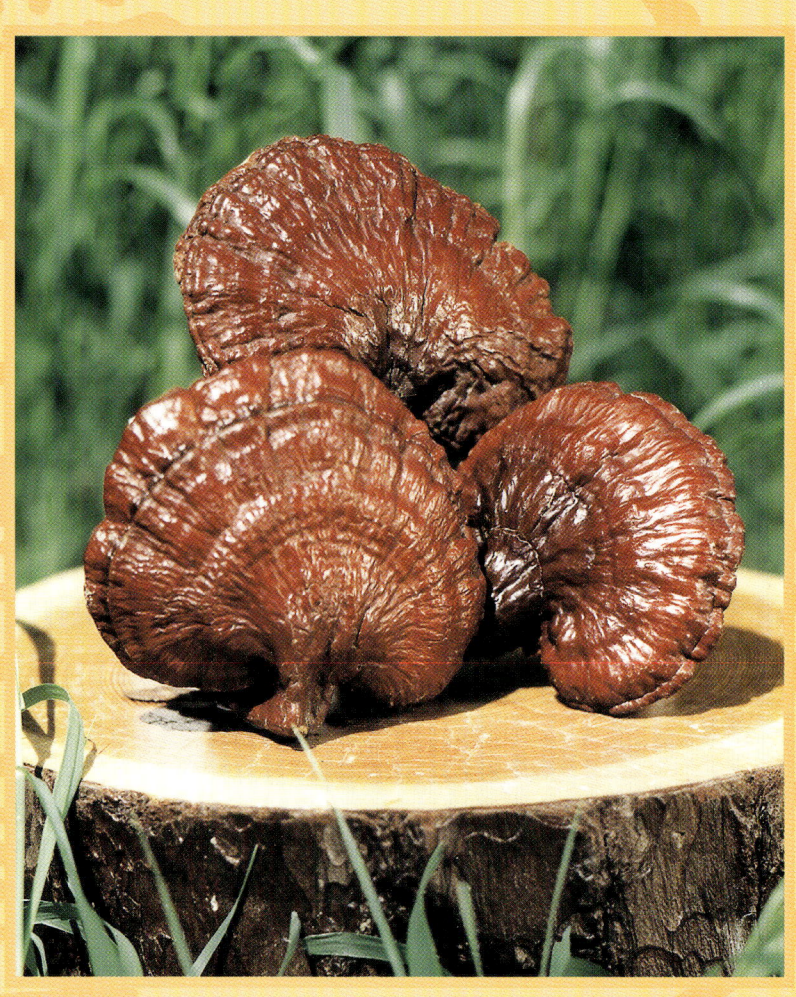

Der Name, ein Programm

Namen seien Schall und Rauch, sagt Johann Wolfgang von Goethe und er betont damit nichts anderes, als dass sie bloß nach ihrem Wohlklang gewählt, keine speziellen Eigenschaften beschreiben.

Dies mag für den abendländischen Raum gelten, nicht aber für den fernen Osten. Dort leiten sich Namen nämlich von der Qualität einer Sache her oder bringen einen Wunsch zum Ausdruck.

Beides trifft für Reishi zu, der im Chinesischen als »Pilz des langen Lebens« oder auch als »Kraut spiritueller Kraft«

bezeichnet wird. Die Namen »Zehntausend-Jahre-Pilz« oder gar »Pflanze der Unsterblichkeit« drücken hingegen die erhoffte Wirkung auf diejenigen aus, die diese äußerst seltene Pflanze eingenommen haben: der Kaiser und die Vornehmen des Landes.

Synonyme

Ling Zhi, Ling Chih, Ling Qi, Glänzender Lackporling, Ganoderma lucidum, Ganoderma sessile, Ganoderma tsugae, Boletus ludicus, Polyporus lucidus, Polyporus polychromus.

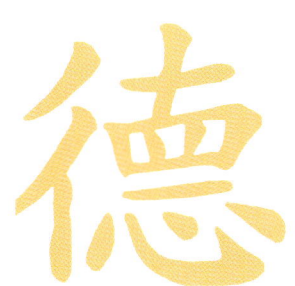

HEILEN
MIT PILZEN

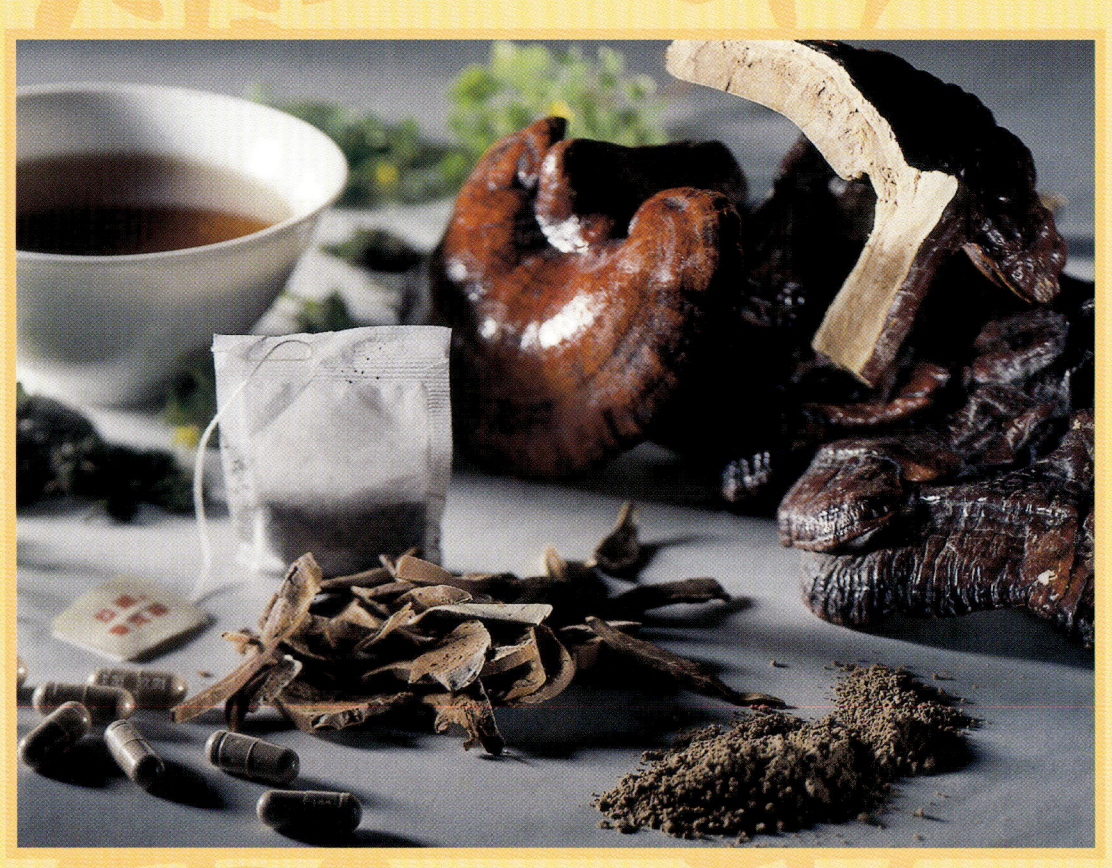

Die klassische Krebstherapie kannte jahrzehntelang einen Dreischritt, um Patienten von den krankhaften Zellen und deren Auswirkungen zu befreien: Die chirurgische Methode, die Chemo- und die Strahlentherapie. Seit geraumer Zeit stützt man sich zunehmend auch auf eine vierte Säule, die unter dem englischen Namen »Biological Response Modifiers« (BRM) bekannt ist. Darunter versteht man Substanzen, die die positiven Reaktionen eines Organismus fördern und seine negativen zu unterdrücken oder auszuschalten vermögen.

Verblüffend an den BRM ist: Sie entsprechen in ihrem Leistungsvermögen exakt der Traditionellen Chinesischen Medizin (TCM), deren gedanklicher Ansatz es seit Jahrtausenden ist, die Abwehrkräfte eines Patienten zu stärken, um so Krankheiten vorzubeugen.

Während die BRM nun in der neueren Medizin des Westens vornehmlich zur Schadensbegrenzung eingesetzt werden, haben sie im fernen Osten vorbeugenden Charakter. Trotz der momentan noch unterschiedlichen Anwendung bleiben die Ausgangsprodukte stets dieselben: nämlich Großpilze wie der Reishi-Pilz

oder auch der Shii-take. In China werden sie als Pulver, als Granulat und als Tabletten oder auch als Tee verabreicht, im Westen werden aus ihnen die BRM, wie **Lentinan,** gewonnen.

Nun könnte man vermuten, dass das Heilen mit Pilzen, so wie die Akupunktur oder andere medizinischen Neuerungen auch, langsam in Europa und den USA Fuß zu fassen beginnen, nachdem klinische Studien die Wirkkraft der Kräutermedizin bewiesen haben. Weit gefehlt, denn die Pilze hatten auch im Abendland eine reiche Tradition des Heilens, nur ist diese in der Aufklärung verloren gegangen.

Bereits Plinius der Ältere (23 bis 79 n. Chr.) berichtet, dass etwa der Lärchenporling (Laricifomus officinalis) bei »Wassersucht und Gelbsucht«, aber auch als Gegenmittel bei »Spinnen- und Skorpionenbiss« erfolgreich zum Einsatz kommt.

Hildegard von Bingen (1098 – 1179) kennt noch die therapeutische Wirkung von Pilzen, wenn sie schreibt: »Die auf lebenden und gefällten Bäumen wachsenden Pilze sind für den Genuss und zuweilen auch für die Medizin geeignet.«

Noch im späten 17. Jahrhundert weiß man, wie man Judasohr

und Hirschtrüffel, Stinkmorchel, Satanspilz und Fliegenpilz medizinisch richtig einsetzt.

Der Informationsfluss, so vermutet Univ.- Prof. Jan Lelley aus Bonn, dürfte unterbrochen worden sein, als die natürlichen Vorkommen nicht mehr ausreichten. »In Europa wusste man bis vor wenigen Jahrzehnten nicht, wie Pilze – vom Champignon einmal abgesehen – angebaut werden.«

Aus dem frühen Wissen um die Kraft der Pilze haben sich allerdings nur zwei Aspekte bis in die Gegenwart gerettet: deren mögliche Giftigkeit und ihre Diätwirkung. Letztere machen sich vor allem jene Diätpläne zunutze, die berücksichtigen, dass in unserer Gesellschaft ein hoher Prozentsatz dem Fehler unterliegt, sich so zu ernähren wie im 19. Jahrhundert, sich aber so zu bewegen wie eben heute – nämlich sehr wenig.

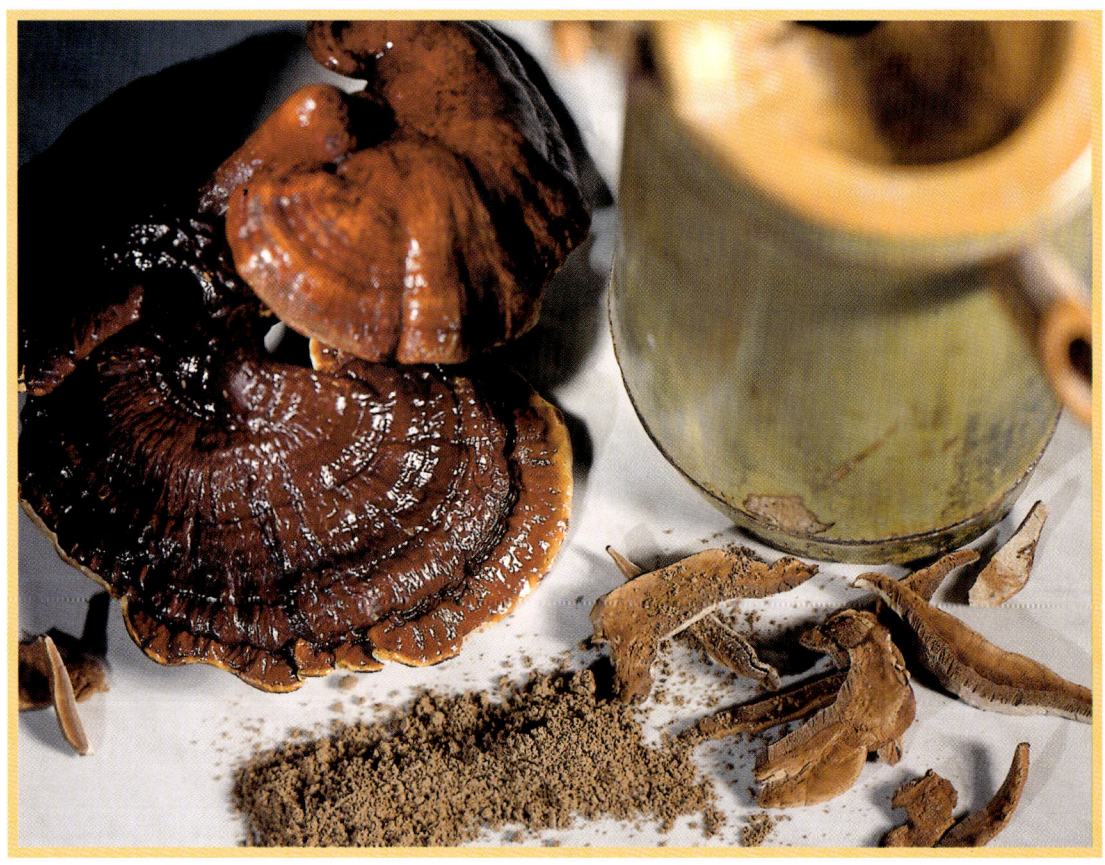

Während die Volksheilkunde den Pilz weitgehend vergessen hat, wird er im wissenschaftlichen Bereich aber immer wieder verwendet.

So hat etwa im Jahre 1928 Alexander Fleming durch die Entdeckung des Schimmelpilzes, dem Penicillum notatum, Millionen von Menschen das Leben gerettet.

Der Einsatz von Pilzen in der Medizin des Westens ist somit auch eine Rückbesinnung auf eigene verschüttete Wege, wenngleich auch die Mittel dazu, wie eben der Reishi-Pilz, aus dem fernen Osten stammen.

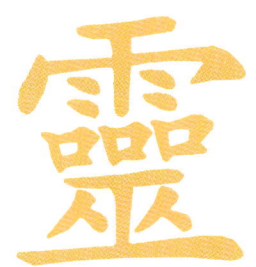

LEBENSENERGIE: WAS SIE STÄRKT – WAS SIE SCHWÄCHT

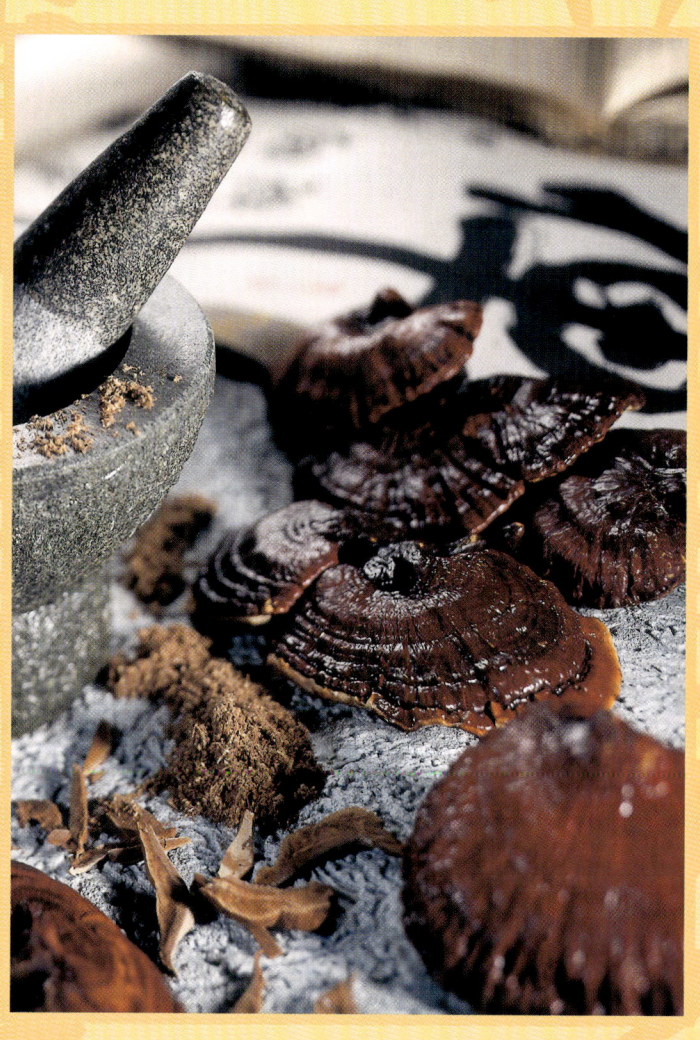

Der Reishi-Pilz hat sowohl eine vorbeugende (präventive), als auch eine heilende (kurative) Wirkung. Somit entspricht er nicht nur den Anforderungen der Traditionellen Chinesischen Medizin (TCM), sondern auch jenen des Westens.

Die Unterschiede zwischen beiden Denkschulen bewirkten auch ein sehr unterschiedliches Berufsbild des Arztes. Im Osten wurde stets derjenige als guter Mediziner erachtet, der es verstand, den Ausbruch einer Krankheit zu verhindern.

Im Westen hingegen genießt einen guten Ruf, wer neue Methoden zum Einsatz bringt, mit aufwändigen Verfahren operiert und der dadurch Krankheitssymptome zum Verschwinden bringt. Dementsprechend war es in China eine Zeit lang auch üblich, dem Arzt ein Honorar dafür auszustellen, dass er den Patienten nicht erkranken ließ. War dies dennoch der Fall, musste dieser unentgeltlich behandelt werden.

Um nun aber die Wirkkraft des »Power-Pilzes«, wie Reishi in den USA seiner ungeheuren Wirkung wegen auch bezeichnet wird, deutlich darlegen zu können, muss man zuerst den Begriff der Krankheit in der TCM selbst definieren.

Dabei berufen wir uns auf ein medizinisches Werk aus dem Jahre 26 n. Chr., das wiederum eine Zusammenfassung bereits wesentlich älterer Schriften ist. Sein Titel: »NEIJING – Des Gelben Kaisers Klassiker der Medizin.«

Aus diesem Werk wird ersichtlich, dass das Heilen keine isolierte Tätigkeit ist, sondern sich stets in Philosophie und Religion eingebettet sieht. Oberster, sich durch alle Bereiche durchziehender Gedanke ist es, mit der Natur im Einklang zu stehen.

Die Einheit des Menschen mit der Natur, die sich in seinem Denken, Fühlen und Handeln ausdrückt, beschert ihm auch Gesundheit. Diese folgt den Gesetzmäßigkeiten der Lebensenergie, die im Chinesischen als Qi bezeichnet wird und durch die alles Leben existiert. Durch Qi bewegen sich die Planeten und scheint die Sonne, durch Qi existieren die Elemente und durch Qi werden Körper, Geist und Seele zusammengehalten. So heißt es im »Buch der Leiden« aus der Zhou-Dynastie (1125 – 255 v. Chr.): »Leben entsteht, wenn Qi vorhanden ist, es bilden sich Formen, wenn Qi sich entfaltet und das Wachstum beginnt, wenn Qi sich bewegt.«

Nun unterscheidet man im Chinesischen etwa 30 Arten von Qi, wobei die wichtigste das Xianthianzhi Qi, das vorgeburtliche Qi ist, welches im Laufe des Lebens langsam verbraucht wird. Ergänzt wird es durch das Houtianzhi Qi, das ist jene nachgeburtliche Energie, die man durch Nahrungsaufnahme oder durch Atmung erwirbt. Dieser Qi-Energiestrom durchflutet nun den Körper und ergießt sich über ein dichtes Netz von Energiebahnen, auch Meridiane genannt, und versorgt die Organe, das Gewebe und die Muskel.

Eine mögliche Übersetzung des Begriffes Qi aus dem Chinesischen ist Luft, Atem oder auch Hauch und es entspricht dem Sanskrit-Ausdruck Prama oder dem griechischen Pneuma.

Kurz: Durch Qi existiert das Leben und wenn diese Lebensenergie durcheinander gerät, wird sie zum Ausgangspunkt von Krankheiten. Im chinesischen Volksmund sagt man, dass ein Mensch gesund ist, wenn er über ausreichend Qi verfüge, dass er aber zu kränkeln beginne, wenn seine Lebensenergie nachlasse. Wobei es nicht allein auf die »Menge« von Qi ankomme, sondern auf dessen Ausgeglichenheit im einzelnen Menschen und auch darauf, wie sich Qi zwischen den beiden Lebenspolen Yin und Yang bewege.

Yin wird mit weiblich, Wasser, dunkel, hingebend, kalt, Erde, Mond und Yang mit männlich, hell, stark, warm, Sonne, Feuer und Aufwärtsbewegung gleichgesetzt.

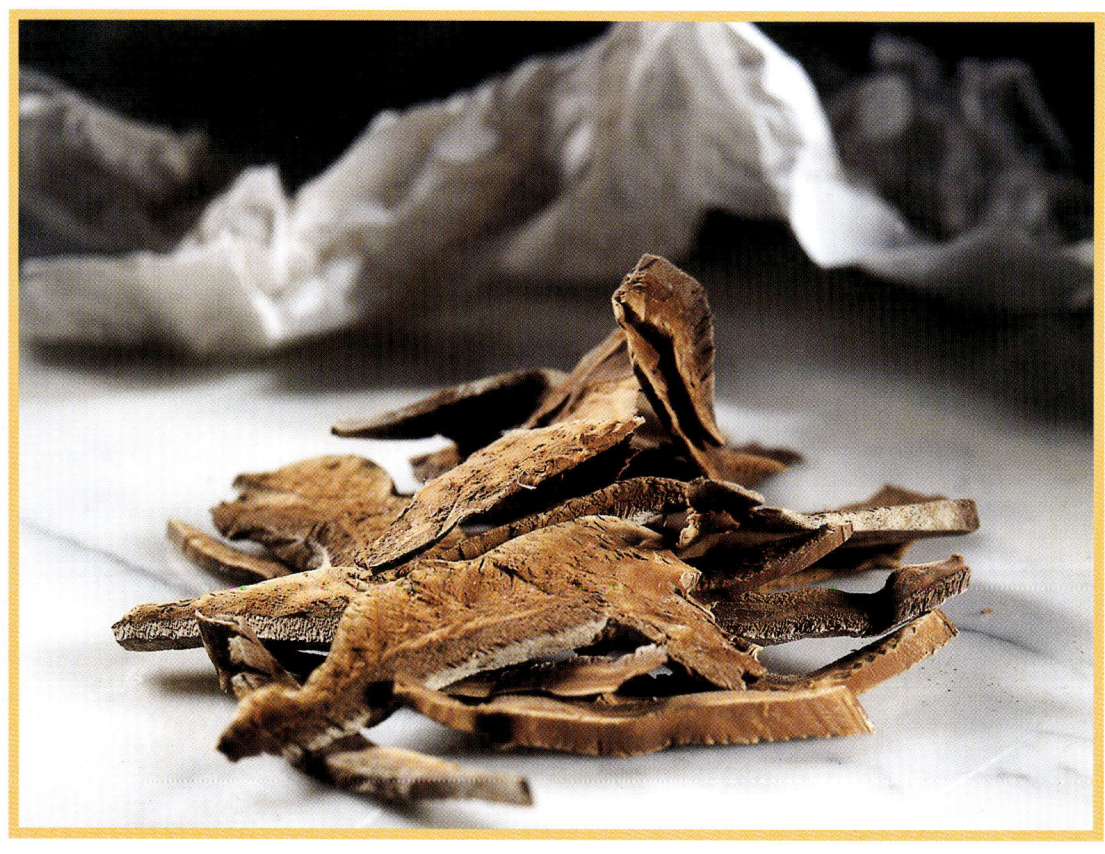

Beide Pole bedingen einander und erst ihre Balance bewirkt absolute Harmonie, wobei einem Mangel an Yin ein Übermaß an Yang folgt und umgekehrt. Wir können diese Ausgeglichenheit in der Natur beobachten: durch die Teilung des Tages in eine Sonnen- und eine Mondhälfte oder die Teilung des Kosmos in Erde und Himmel. So können wir den Widerstreit und die Ergänzung von Yin und Yang auch im menschlichen Organismus beobachten. Oberkörper und Kopf werden als Yang, der Unterkörper als Yin verstanden. Links wird Yang und rechts Yin zugeordnet, hinten wird mit Yang und vorne mit Yin identifiziert und das Körperäußere mit Yang und das Körperinnere mit Yin gleichgesetzt. Um das Bild abzurunden: Der Mensch ist nichts anderes als ein Abbild des großen Kosmos.

Schwächung der Lebensenergie

In der TCM werden nun neun Gruppen von Ursachen unterschieden, die den Energiefluss in Körper und Seele des Menschen stören können und die zu Krankheiten führen:

1. Die sechs »bösen« Ursachen: Wind, Kälte, Hitze, Feuchtigkeit, Trockenheit und Feuer

2. Seuchen

3. Die sieben Empfindungen: Freude, Zorn, Sorge, Gedanken, Kummer, Angst und Schrecken

4. Die durch Nahrung verursachten Störungen sowie Erschöpfungszustände

5. Exzessives Geschlechtsleben und Verletzungen

6. Eingeweideparasiten

7. Vergiftungen

8. Vererbung

9. Schleim und Blut-Stau

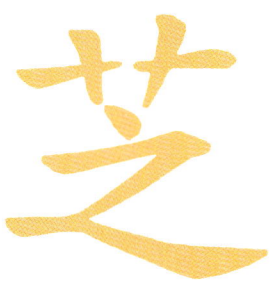

TRAINING WIE FÜR EINEN MARATHONLAUF

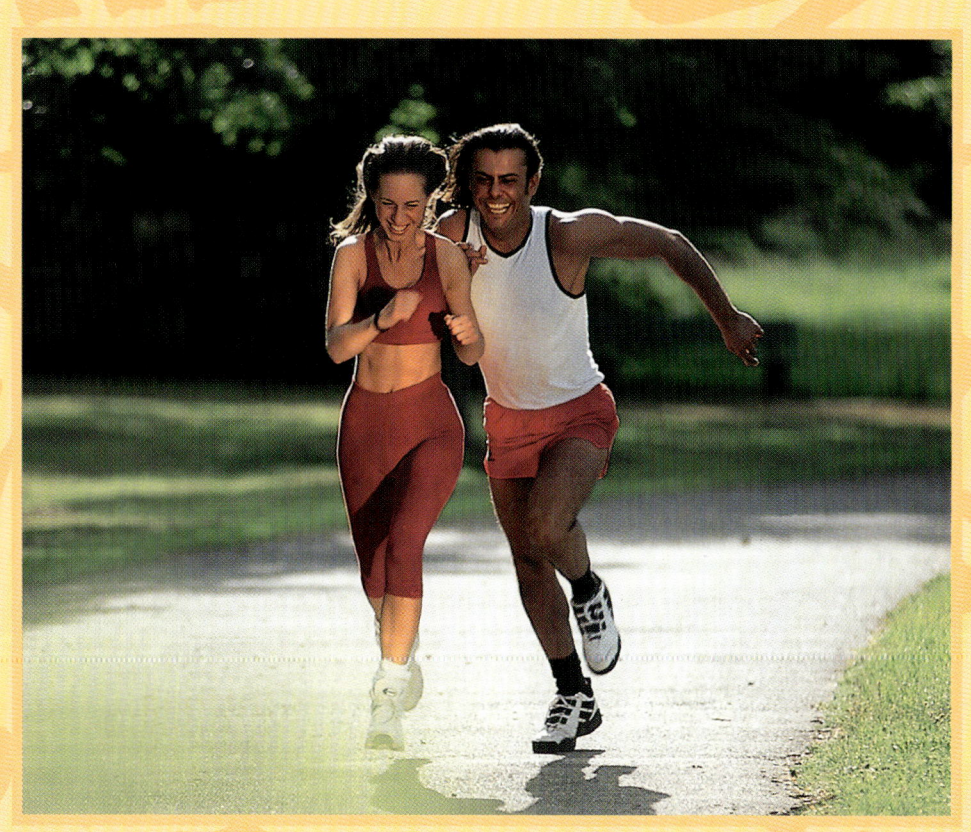

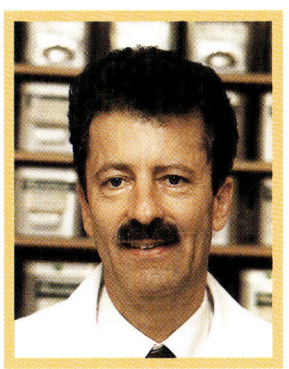

Interview mit MAG. PHARM. BERND MILENKOVICS

Zur Person: Bernd Milenkovics, Jahrgang 1947, Sponsion zum Magister der Pharmazie 1973, verheiratet, 2 Kinder. Seit 1980 ist er Inhaber der ältesten Apotheke von Graz, der Adler Apotheke, und seit 1990 des Kräuter- und Reformhauses »Wurzelsepp«. Seit 1985 ist er Vorsitzender des Kneipp Aktiv Clubs Graz und seit 1989 Präsident des Österreichischen Kneippbundes, der größten privaten Gesundheitsorganisation Österreichs. In diesen Funktionen hat er sich viel Wissen über Naturheilmittel und Präventivmedizin angeeignet, das er in zahlreichen Vorträgen und Seminaren über Gesundheit, Ernährung, Fitness und mentales Training an die Teilnehmer heranbringt.

Was ist der Reishi-Pilz aus der Sicht des Pharmakologen?

Mag. Milenkovics: Er ist ein hochwirksames Pflanzenpräparat, das auf Grund seiner Inhaltsstoffe, vor allem der Polysaccharide, der Triterpene und des Organogermaniums offensichtlich sehr stark auf das Immunsystem einwirkt. Das Geheimnis, das dahinter steckt, ist, dass das Immunsystem durch den Pilz auf alle Eventualitäten vorbereitet wird.

Wie hat sich der Laie nun die kräftigende Wirkung auf sein körpereigenes Abwehrsystem vorzustellen?

Mag. Milenkovics: Das Immunsystem ist ein sehr komplexes System, das man sich aus vielen verschiedenen Regelkreisen bestehend vorstellen muss, die sich einander ständig gegenseitig beeinflussen. Wie nun freilich die einzelnen Regelkreise zueinander stehen und zusammenarbeiten, weiß man nicht genau. Darüber gibt es viele

Theorien und Untersuchungen. Ich weiß, dass im Reishi viele Inhaltsstoffe enthalten sind, die wir noch gar nicht identifiziert haben. Das mag für den Laien angesichts der ungeheuren analytischen Möglichkeiten verwunderlich sein, ist es aber nicht. Auch in der Tomate finden sich z. B. an die 100 sekundäre Inhaltsstoffe, deren Wirkungen erst mit Studien abgesichert werden müssen.

Sehr wichtig ist das Zusammenspiel dieser vielen unterschiedlichen Inhaltsstoffe. Man darf also nicht einen einzelnen isolieren und sagen: Der ist der allein selig machende. So wie nämlich das Immunsystem aus verschiedenen Regelkreisen besteht, so sind auch die Wirkstoffe nur in ihrer Gesamtheit und in ihrer Konstellation zueinander so wirksam.

Kommen wir zu den Reishi-Produkten. Derzeit sind mehrere auf dem Markt. Kann auch der Laie die Qualität der einzelnen Kapseln unterscheiden?

Mag. Milenkovics: Das ist relativ einfach. Und zwar nimmt man eine Augenprüfung vor. Dazu öffnet man die einzelnen Kapseln und schüttet deren Inhalt nebeneinander auf einen Teller. Die wirksamen Präparate enthalten eine beträchtliche Menge von einem ganz feinen Pulver. Weniger qualitätsvolle Produkte sind eher von grob-schrotigem Inhalt. Außerdem soll Reishi immer einen ausgeprägt bitteren Geschmack aufweisen.

Welchem Personenkreis würden Sie zur Einnahme von Reishi raten und in welcher Dosierung?

Mag. Milenkovics: Das Wichtigste ist, dass das Immunsystem eines Menschen, der Reishi nimmt oder nehmen will, noch funktionstüchtig ist und somit stimuliert werden kann. Wenn dieses freilich völlig am Boden zerstört ist, dann lässt sich auch nichts mehr anregen. Zum zweiten Teil der Frage: Am wirkungsvollsten ist es, eine Kapsel in der Früh zu nehmen, wobei ich empfehle, die Kapsel zu öffnen und das Pulver herauszugießen und zu schlucken. So wird ein Teil auch über die Mundschleimhäute aufgenommen und nicht nur über den Magen, wo sich die Schutzkapsel auflöst. Diese Methode der Aufnahme über die Mundschleimhäute wird auch in der Homöopathie empfohlen.

Wie lange empfehlen Sie die Einnahme?

Mag. Milenkovics: Ich persönlich habe mich entschlossen, Reishi-Präparate täglich und auf Dauer einzunehmen. Das entspricht auch der Stellung des Pilzes in der Traditionellen Chinesischen Medizin. Dort findet er sich nicht nur in der obersten von drei Kategorien, in die die alten Chinesen ihre Pflanzenheilmittel eingeteilt haben – nein, er führt diese Kategorie auch noch an. Von den Heilmitteln dieser Gruppe weiß man, dass sie hervorragende Wirkungen, aber selbst bei längerer Einnahme keinerlei negative Nebenwirkungen haben.

Ist Reishi also eine Dauerunterstützung für das Immunsystem?

Mag. Milenkovics: Ich glaube und alles deutet darauf hin, dass unser Alterungsprozess sehr eng mit dem Immunsystem zusammenhängt. Wenn man also 40 oder 45 Jahre alt ist, dann sollte man sich einmal überlegen, was man tun kann, um das Abwehrsystem fit zu halten und zu stimulieren. Es ist wie bei einem Marathon – niemand würde auf die Idee kommen, einen solchen ohne Training zu laufen. Und so ist es beim Immunsystem, das vielen Umwelteinflüssen ausgesetzt ist, eben auch – man muss es trainieren, damit es möglichst bis ins hohe Alter leistungsfähig bleibt.

Haben Sie auch andere positive Auswirkungen festgestellt?

Mag. Milenkovics: Ja, besonders im Bereich des Stoffwechsels. Pro Sekunde laufen 100.000 Vorgänge ab, an die man überhaupt nicht denkt, weil sie vom Körper ganz selbständig durch ca. 100 Botenstoffe und über 1.000 Enzyme gesteuert werden. Und da regt Reishi alle Vorgänge an, die über Enzyme ablaufen, z. B. die Atmung, die Verdauung, die Energiegewinnung. Deshalb lässt sich nun erklären, dass durch die Einnahme von Reishi die Höhenkrankheit schwindet oder dass die Sauerstoffversorgung und auch die Sauerstoffverwertung besser funktionieren.

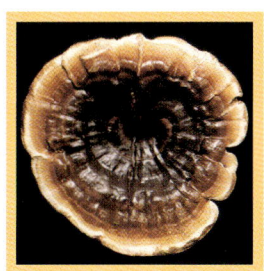

REISHI:
AN OBERSTER STELLE

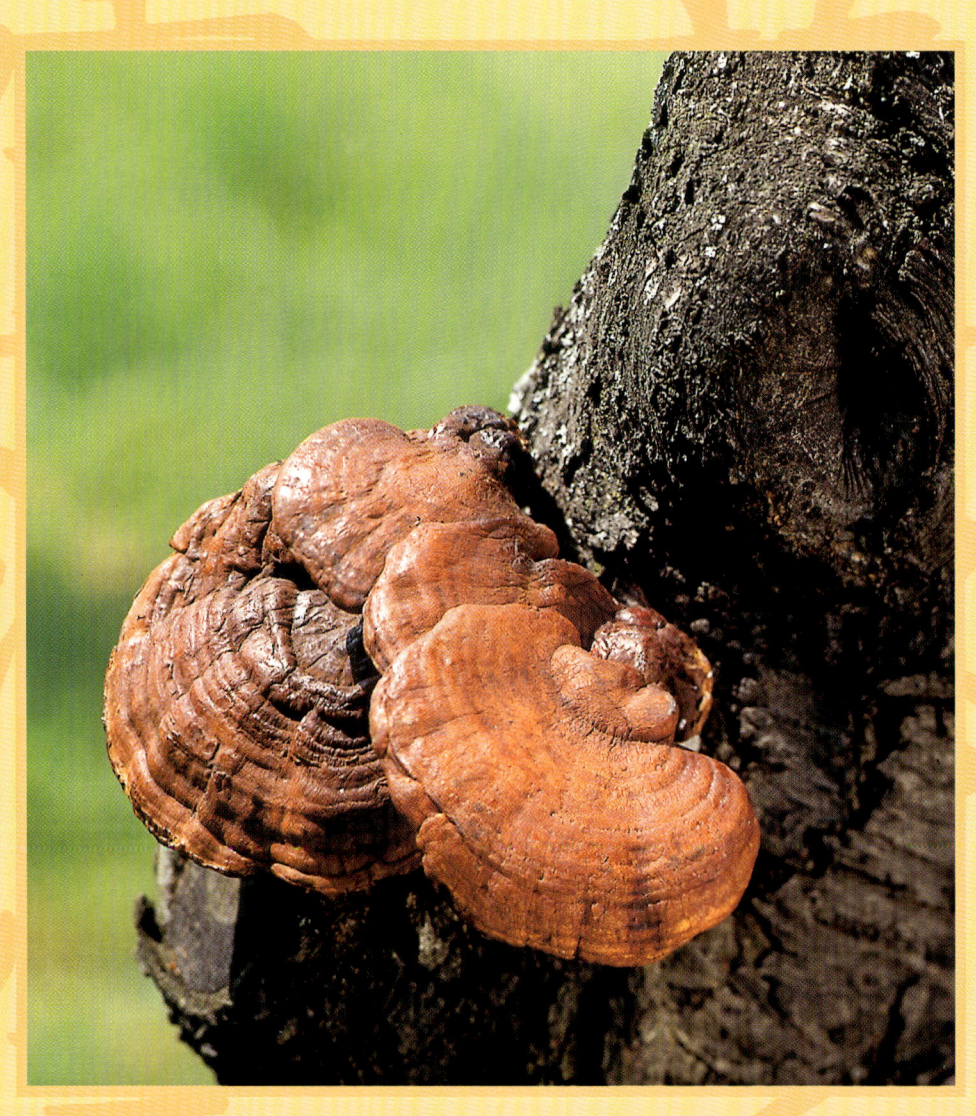

Was aber, so werden Sie sich fragen, haben all diese Ausführungen mit dem Reishi-Pilz zu tun?

Wenn wir einen Blick auf die Einteilung der chinesischen Heilmittel werfen, wie sie in dem bekannten Arzeimittelbuch »Shen Long Ben Tsao« vor 2.000 Jahren vorgenommen wurde, werden Zusammenhänge erkennbar. Darin wurden alle bekannten Kräuter – zu dieser Zeit waren es 365 – in die drei Klassen »hochwertig, neutral und minderwertig« eingeteilt.

Minderwertige Pflanzen wurden dazu verwendet, um akute Erkrankungen zu heilen. Für den längeren Gebrauch erwiesen sie sich jedoch als nicht geeignet, da sie zu starke Nebenwirkungen zeigten. Eingesetzt wurden sie unter anderem bei Fieber, Infektionen, aber auch zur Behandlung von Tumoren. Kräuter, die als Abführmittel, Beruhigungsmittel und natürliche Antibiotika dienen, gehören ebenfalls in diese Gruppe.

Zur neutralen Gruppe zählten nun solche, die einen positiven Einfluss auf den Blutkreislauf, auf die Verdauung und die Ausscheidung ausüben und die im Stande sind, die positive Lebensenergie des Körpers zu stärken. Auf Grund von Nebeneffekten können aber auch diese Mittel nicht unbegrenzt eingenommen werden.

Zur hochwertigen Gruppe, die auch als »Kräuter Gottes« bezeichnet werden, gehören nun all jene Heilmittel, die nährstoffreich sind, den Körper stärken, nicht giftig sind, keinerlei Nebenwirkungen aufweisen und deswegen auch über einen längeren Zeitraum hinweg regelmäßig eingenommen werden können. Regelmäßige Einnahme über einen längeren Zeitraum führt zu keinem Gewöhnungseffekt. Sie sind geeignet, das Gleichgewicht zwischen Yin und Yang, das nie statisch sondern stets dynamisch gesehen werden muss, zu stabilisieren. Zu dieser Gruppe gehören Ginseng und Reishi, wobei Reishi innerhalb dieser Kategorie vor allen anderen Pflanzen an die oberste Stelle gereiht wurde – als »König der Heilpflanzen.«

Aussehen

Wenn wir in Westeuropa von einem Pilz sprechen, dann assoziieren wir damit »Schwammerl« mit einer leicht rauen, oft gerippten und manchmal geradezu seidigen, aber farblich in jedem Fall matten Oberfläche.

Diese Vorstellung muss man völlig ablegen, wenn man einen Reishi zur Hand nimmt. Auf dem bis zu 14 Zentimeter langen Stängel sitzt der seitlich gestielte Hut, dessen Oberfläche stark glänzend ist. Er sieht aus wie frisch lackiert. Daher auch die deutsche Bezeichnung »glänzender Lackporling«.

Die Form des etwa ein Zentimeter starken bis zu 15 Zentimeter großen Hutes, ist meist halbrund oder nierenförmig, bisweilen auch rundlich. Die Farbe reicht von hellem Orange bis Schwarzbraun, wobei jeder Pilz an seiner Zuwachszone am Rand heller wird.

Das Fruchtfleisch selbst ist hölzern und deswegen nicht zum Verzehr geeignet. Wird Reishi getrocknet, so schrumpft er nicht oder nur geringfügig.

Reishi kommt in den USA, vornehmlich an der Ost- und an der Golfküste vor, in Europa, Südamerika, China und Japan, wobei nur die im Fernen Osten beheimateten Arten wegen ihrer medizinischen Heilkräfte Bedeutung erlangt haben.

Wenn Reishi nun in der Vergangenheit auf Grund seiner vielfältig nachgewiesenen Wirkkräfte von Ärzten gerne eingesetzt worden wäre, so war dies nicht möglich. Denn sein freies Vorkommen in der Natur ist äußerst selten.

So findet man in Japan, einen Pilz auf etwa 100.000 Bäumen. Die künstliche Nachzucht war bis in die 70er-Jahre nicht möglich.

Pilz-Querschnitt

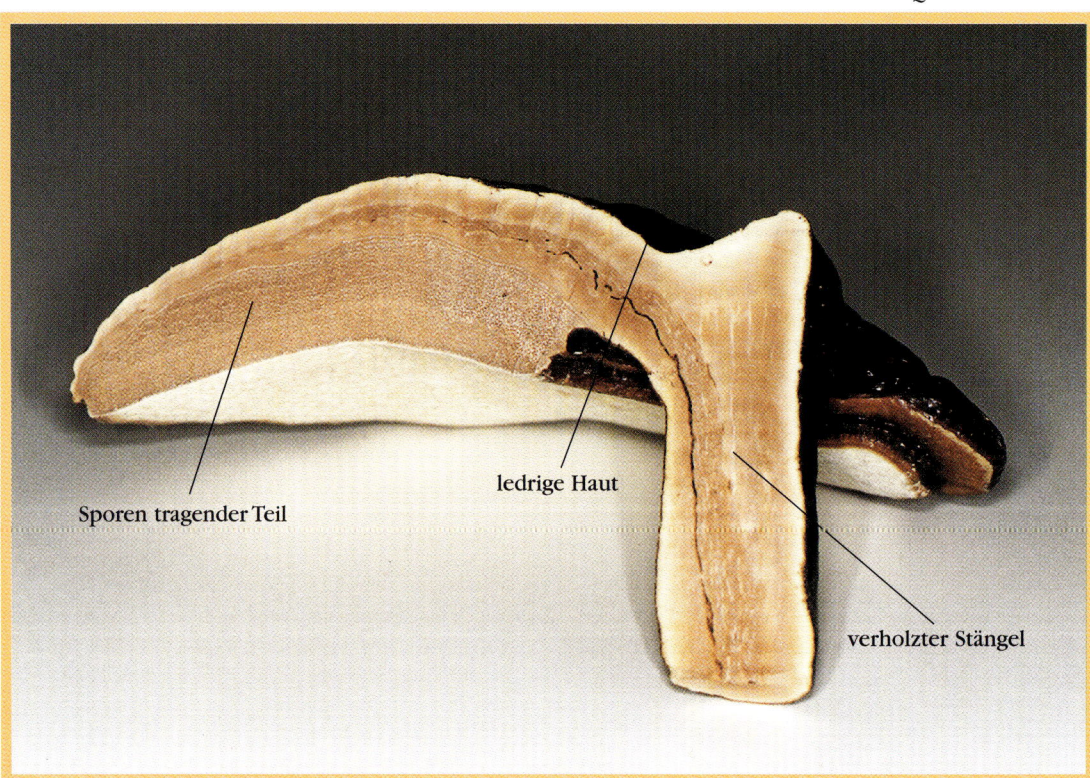

Sporen tragender Teil

ledrige Haut

verholzter Stängel

Ein Farbenspiel

Reishi wächst in der Natur in sechs verschiedenen Varianten, die nach ihrer Farbe unterschieden werden.

FARBE	GESCHMACK	JAP. NAME	VERWENDUNG
blau	leicht sauer	aoshiba	verbessert Sehfähigkeit und Leberfunktion, stärkt die Nerven
rot	leicht bitter	akashiba	stärkt die inneren Organe, verbessert die Gedächtnisleistung und steigert die Vitalität
gelb	leicht süß	kishiba	stärkt die Milz und beruhigt den Geist
weiß	leicht würzig	shiroshiba	verbessert die Lungenfunktion, stärkt den Willen und gibt Mut
schwarz	leicht salzig	kuroshiba	hilft bei Nierenproblemen
purpur	leicht süß	murasakishiba	steigert die Funktion von Ohren, Gelenken und Muskeln

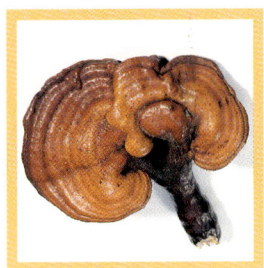 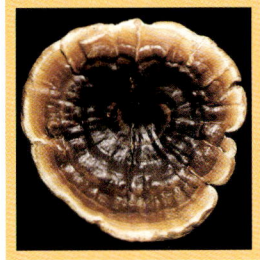 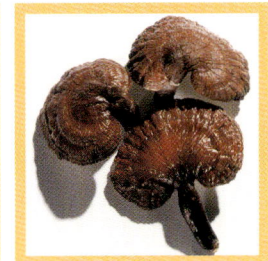

ANWENDUNGS-GEBIETE VON REISHI

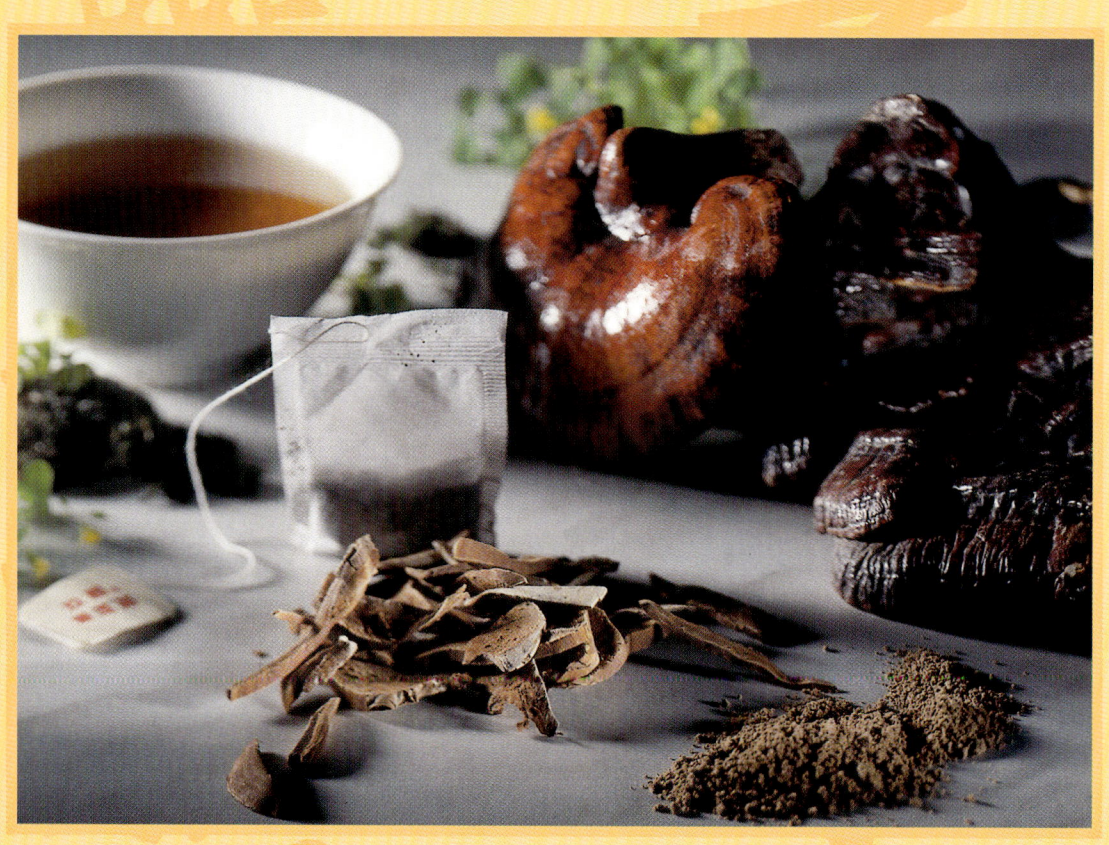

Nicht nur das seltene Vorkommen hat Reishi so begehrt gemacht, sondern auch die Möglichkeit, den Pilz bei einem breiten Spektrum von Erkrankungen einzusetzen. Deswegen wird er auch zu den Adaptogenen gezählt. Das sind jene Pflanzen, die vielseitigen Nutzen ohne Nebenwirkungen bieten.

<u>Reishi erweist sich in der Vorbeugung und Therapie unterstützend wirksam bei:</u>

Allergien
Angina pectoris
Angstzuständen
Appetitlosigkeit
Arthritis
Asthma

Bauchspeicheldrüsenentzündungen
Bluthochdruck
Bronchitis, chronisch

Diabetes

Emphysemen

Fettleber und entzündlichen Prozessen in der Leber

Gelenkentzündungen

Herzkranzgefäßerkrankungen
Hepatitis
Hämorrhoiden
Herzrhythmusstörungen
Herzinfarkt, vorbeugend
HIV (vorbeugend)

Impotenz
Immunsystem, zur allgemeinen Stärkung

Krebs, zur Vorbeugung und Nachbehandlung

Magengeschwüren
Menopausesyndrom

Nierenentzündungen
Nervenschwäche, reizbare

Rheuma

Schlaflosigkeit

Thrombosen (vorbeugend)

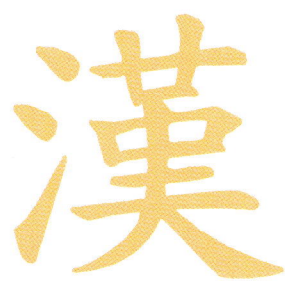

INHALTSSTOFFE

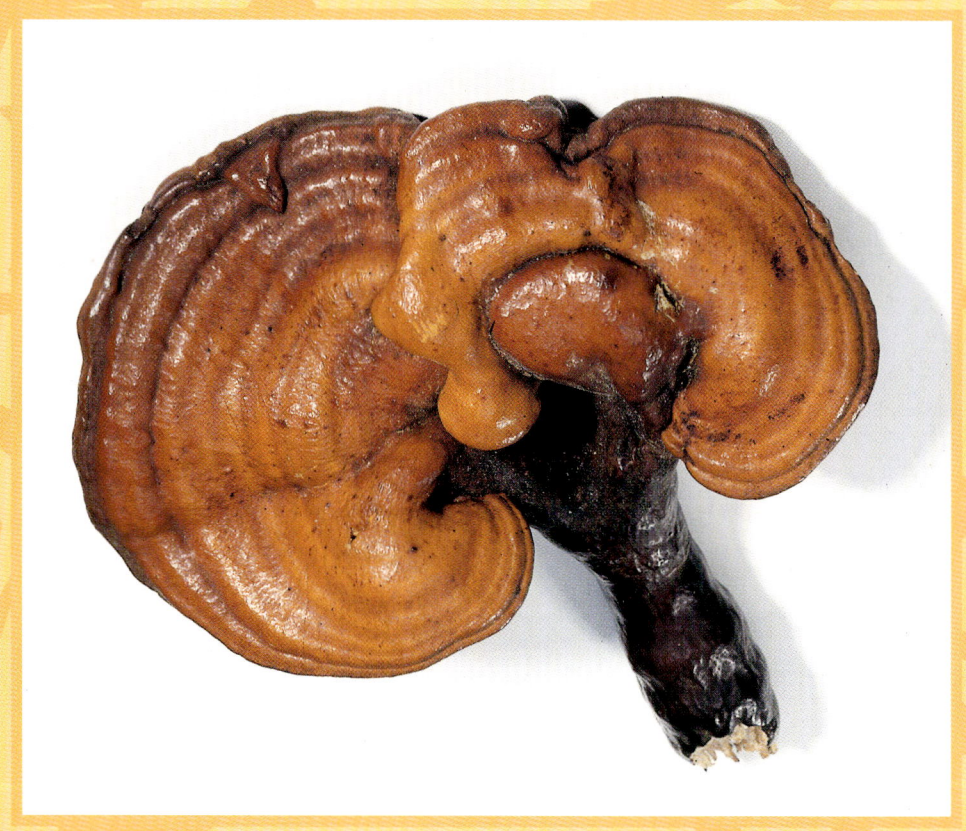

Der Fruchtkörper des Reishi-Pilzes enthält Kohlenhydrate, Aminosäuren, Fette, Vitamine, Alkaloide, Adenosin und Mineralstoffe wie Magnesium, Kalzium, Zink, Mangan, Eisen, Kupfer und Germanium.

Noch sind längst nicht alle Wirkstoffe des Reishi analysiert und erforscht. Der Pilz ist eine biologische Kraftbombe mit einer Überfülle heilsamer Substanzen. Die wichtigsten werden stichwortartig vorgestellt. Die Liste ist, wie gesagt, bei weitem nicht vollständig, doch wurden mit diesen Inhaltsstoffen bereits klinische Untersuchungen durchgeführt und einige haben sich als sehr wirksam erwiesen.

Besonders aktiv sind vor allem zwei Stoffgruppen: Polysaccharide und Triterpene.

Polysaccharide sind Kohlenhydrate wie Stärke und Zellulose. Forscher in China fanden heraus, dass der Polysaccharidanteil im Reishi aus Polysacchariden, die an Aminosäuren gebunden sind und solchen mit geringem Molekulargewicht besteht.

Diese bewirken im Immunsystem eine vermehrte Aktivität von Makrophagen (Fresszellen).

Bei Ganoderma-Polysacchariden wurde vielfach eine tumorhemmende und immunstabilisierende Wirkung nachgewiesen.

Polysaccharid	Wirkung
Ganoderan A und B	blutzuckersenkend
Ganoderan C	blutzuckersenkend
G-A (Beta-Glukan)	entzündungshemmend
Beta-D-Glucane:	immunstimulierend, tumorhemmend
GL-I	immunstimulierend, tumorhemmend
G-Z	immunstimulierend, tumorhemmend
G-I-2a	immunstimulierend, tumorhemmend
FA, FI, FI-1a	immunstimulierend, tumorhemmend
Zwei noch nicht identifizierte	tumorhemmend
Beta-D-Glucane. Beide: D-6	Proteinsynthese fördernd, Stoffwechsel der Nucleinsäuren verstärkend
Noch nicht identifiziertes Polysaccharid	immunstimulierend, tumorhemmend
Noch nicht identifiziertes Polysaccharid	herzstärkend

Entnommen aus Willard 1990, S. 143. ff

Übrigens: Reishi verfügt über eines der wirksamsten bioaktiven Polysaccharide, die bisher in medizinischen Pflanzen gefunden wurden.

In der Natur vorkommende **Triterpene** sind zyklische Kohlenwasserstoffe, mit einer zum Teil hohen biologischen Aktivität, zu denen auch die hochaktiven Ganodermiksäuren, Ganolucidsäuren und Liucidemiksäuren gehören. Von Triterpenen wird berichtet, dass sie blutdrucksenkende und antiallergische Eigenschaften besitzen. Reishi ist eine reiche Quelle bitterer Triterpene und der bittere Geschmack wird mit vielen ihrer therapeutischen Eigenschaften assoziiert. Die ganoderische Säure C scheint der aktivste antiallergische Inhaltsstoff zu sein, gefolgt von den ganoderischen Säuren A und D. Die ganoderische Säure B ist die am wenigsten aktive, obwohl ihr wie auch D blutdrucksenkende Eigenschaften zugeschrieben werden. Der genaue Wirkmechanismus der antiallergischen Eigenschaften der ganoderischen Säuren ist noch nicht geklärt. Die ganoderischen Säuren A bis D verhindern die Histaminfreisetzung und die ganoderischen Säuren T bis Z zeigen antitumoröse Eigenschaften bei Hepatomzellen.

Adenosin (eine Ableitung der RNA) hemmt die Thrombozytenaggregation (Verklumpung der Blutplättchen), wirkt peripher

Triterpen	Wirkung
Ganodermik-Säuren A, B, C-2, D	hemmen die Histaminausschüttung
Ganodermik-Säuren R, S	leberschützend
Ganodermik-Säuren B, D, F, H, K, S	wirken gegen Bluthochdruck, da sie das so genannte ACE (Angiotensin Converting Enzym) hemmen, das aus einer Vorstufe das blutdrucksteigernde Gewebehormon Angiotensin herstellt
Ganodermadiol	Wirkung gegen Bluthochdruck durch ACE-Hemmung (siehe oben)
Ganodermik-Säure Mf	hemmt die Synthese von Cholesterin
Ganodermik-Säure T-O	hemmt die Synthese von Cholesterin
Ganodermik-Säure B	hemmt die Synthese von Cholesterin

Entnommen aus Willard 1990, S. 143. ff

gefäßerweiternd und allgemein auf das vegetative Nervensystem, was mitverantwortlich für die heilsame und vorbeugende Wirkung von Reishi bei Migräne und koronaren und peripheren Durchblutungsstörungen ist.

Organisches Germanium:

Germanium ist ein Spurenelement, das ähnlich dem Selen den Körper bei der Ausscheidung und Neutralisation von Schwermetallen und anderen Giften unterstützt. Germanium ist in vielen Heilpflanzen wie den traditionellen »Langlebigkeitskräutern« Ginseng und Knoblauch, aber auch in Aloe und Schwarzwurzel vorhanden.

Für den menschlichen Körper ist nur organisches Germanium optimal verwertbar. Das organische Germanium im Reishi ist 4-mal stärker als das von Ginseng.

Germanium stabilisiert das Immunsystem und unterstützt die Bildung des virenhemmenden körpereigenen Interferons. Es fördert die Sauerstoffversorgung bis in die Zelle.

Ling-Zhi-8 (LZ-8): ein Protein, das eine antiallergische Wirkung aufweist.

Ganosteron: ein Steroid mit Leberschutzfunktion.

Oleinsäure: ist eine ungesättigte Fettsäure, die nach Durchlaufen von verschiedenen Umbauschritten die Histaminausschüttung hemmt und somit antiallergische Wirkung aufweist.

Dies sind, wie gesagt, einige der aktiven Bestandteile von Reishi. Aber erst das Zusammenspiel aller Einzelteile ergibt ein Ganzes in seiner Wirkung.

Verschiedene Darreichungsformen

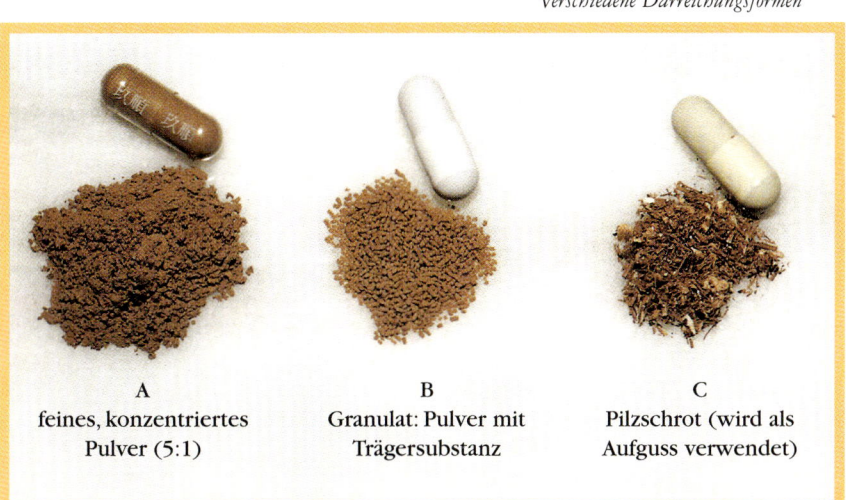

A	B	C
feines, konzentriertes Pulver (5:1)	Granulat: Pulver mit Trägersubstanz	Pilzschrot (wird als Aufguss verwendet)

Pharmakologische Wirkungen
von Reishi-Extrakten

Analgetisch
(schmerzstillend)

Antiallergisch

Bronchitis-verhütend,
indem die Regeneration bronchialer
Endothelzellen angeregt wird

Entzündungshemmend

Antibakteriell
bei Staphylokokken, Streptokokken und
Bazilluspneumonie (bakterielle Lungen-
entzündung)

Antioxidativ,
indem es freie Radikale eliminiert

Antitumoral
(wirkt Tumoren entgegen)

Antiviral,
indem es die Interferonproduktion
anregt

Antihypertonisch
(blutdrucksenkend)

Senkt das Serumcholesterin,
leichte Wirkung auf die
Triglyzeride

Kardiotonisch,
steigert den Herzmuskelstoffwechsel
und verbessert die Hämodynamik
(Blutbewegung) der Koronararterien

Zentral beruhigend und **peripher
anticholinergen**
(anticholinergen = hebt die Wirkung
von Acetylcholin, das den Blutdruck
durch Gefäßerweiterung senkt, die
Bronchien verengt und den Darmdruck
erhöht, auf) auf das autonome Nervensystem; reduziert die Wirkung von
Koffein und entspannt die Muskeln

Antitussiv
(Husten stillend) und **schleimlösend**

Leberschützend und **entgiftend**

Allgemein **immunstärkend**

Steigert die **Zellteilung im Knochen-
mark**

Verbessert die **adrenocorticale Funktion** (reguliert die Funktion der Neben-
nierenrinde)

Schützt vor **ionisierender Strahlung**
vor und nach der Strahlenbelastung

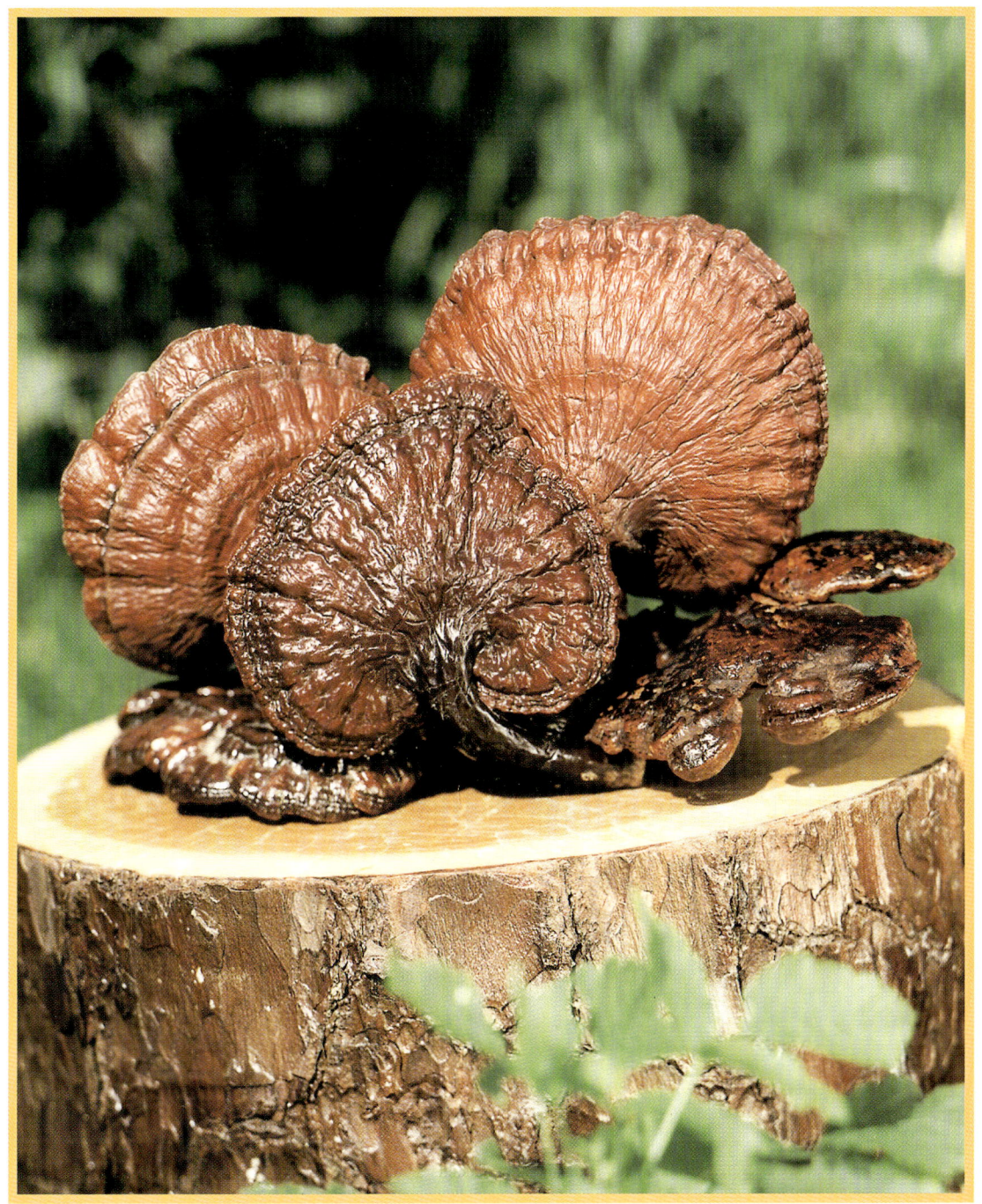

NAHRUNG FÜR DEN KÖRPER

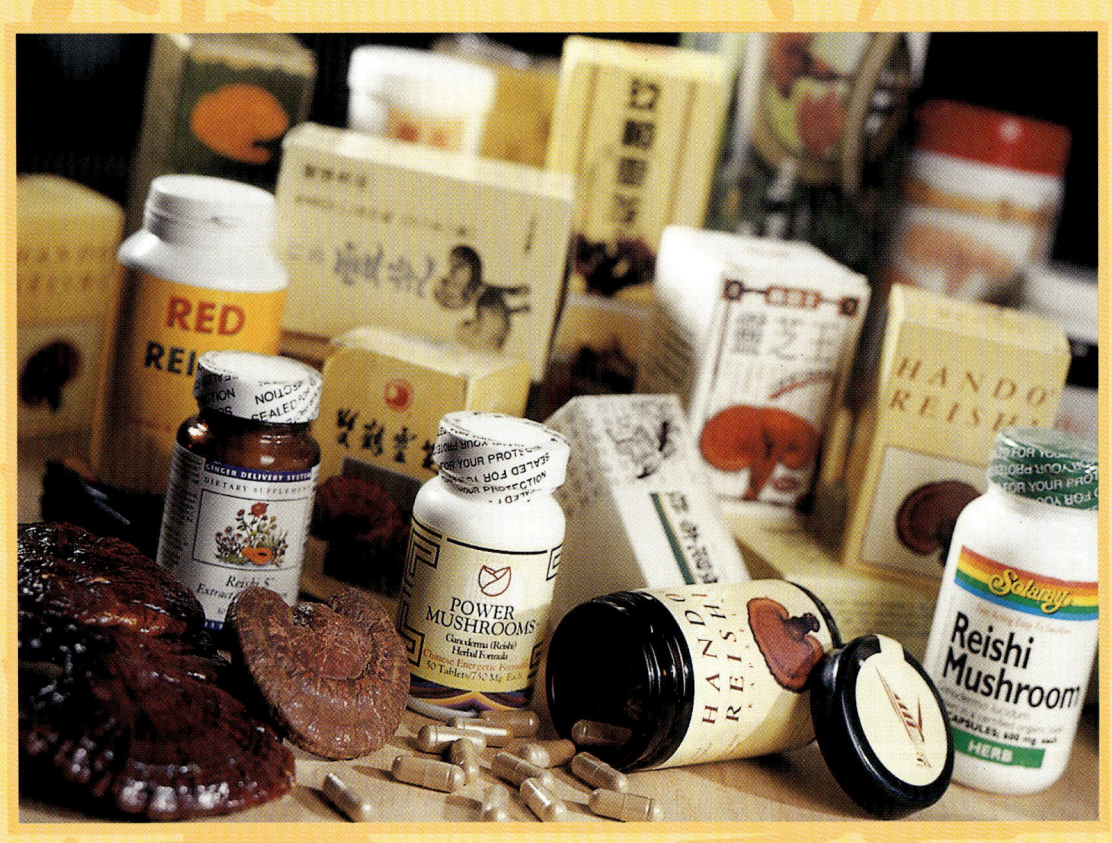

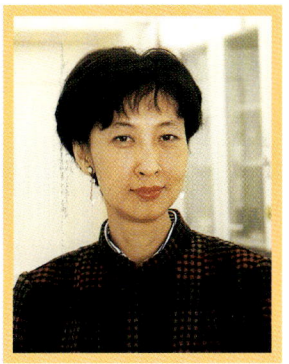

Interview
mit
DR. MED. YALI SUI

Zur Person: studierte in Guangxi Traditionelle Chinesische Medizin (TCM), wo sie nach dem Studium auch einige Jahre im Krankenhaus als Ärztin für TCM tätig war. Von 1990 bis 1995 Studium der Medizin in Graz, wo sie 1998 ihre Ausbildung für Allgemeinmedizin beendete. Zur Zeit führt Frau Dr. Sui eine eigene Praxis in Graz und Feldbach, wo sie beide Arten der Medizin ergänzend bei der Behandlung ihrer Patienten einsetzt.

Sie haben beide medizinische Traditionen, die fernöstliche in China und die westliche in Graz studiert. Worin besteht nun der grundlegende Unterschied?

Dr. Sui: In China behandeln wir den gesunden Menschen und nicht den kranken. Hat der Organismus erst einmal einen Defekt, dann ist es bereits zu spät. Das Ideale ist freilich, beide Systeme zu kombinieren.

Was ist nun die Stellung des Reishi-Pilzes in der Traditionellen Chinesischen Medizin?

Dr. Sui: Schon in meiner frühen Kindheit habe ich von meinen Eltern, die beide Ärzte sind, der Vater schulmedizinischer Internist, die Mutter Internistin in der Traditionellen Chinesischen Medizin, gehört, dass Reishi sehr wirksam, sehr selten und deswegen auch sehr teuer ist. Man sagte, er verlängere das Leben. Eingesetzt wird er in der TCM sehr häufig bei unterschiedlichen Herzproblemen – ob bei Herzkranzgefäßerkrankungen oder bei Rhythmusstörungen. Aber auch bei Unruhe oder Schlafstörungen, die beide vom Herzen kommen. Das Herz regiert das Xue – der Ausdruck wird am besten mit »Lebenssäften« wiedergegeben – und kontrolliert den Geist. Wenn das Herz oder das Xue schwach ist, dann kann man auch nicht ruhig schlafen. Man kann aus solch einem Zustand auch

Depressionen bekommen. Reishi ergänzt das Xue, das durch den ganzen Körper zirkuliert und diesen ernährt. Wenn nun das Xue schwach ist, dann können verschiedene Erkrankungen an Herz, Lunge oder Milz und Leber auftreten. Im Vorfeld solcher Erkrankungen zeigen sich häufig Müdigkeit und leichte Erschöpfung. Wir behandeln in der TCM aber auch Husten und Asthma mit Reishi. Diese können nämlich von der Lunge oder auch von der Niere kommen. Die Niere hat die Funktion,

Reishi wird auch als Aufguss mit grünem Tee genossen, der dann einen sehr bitteren Geschmack hat.

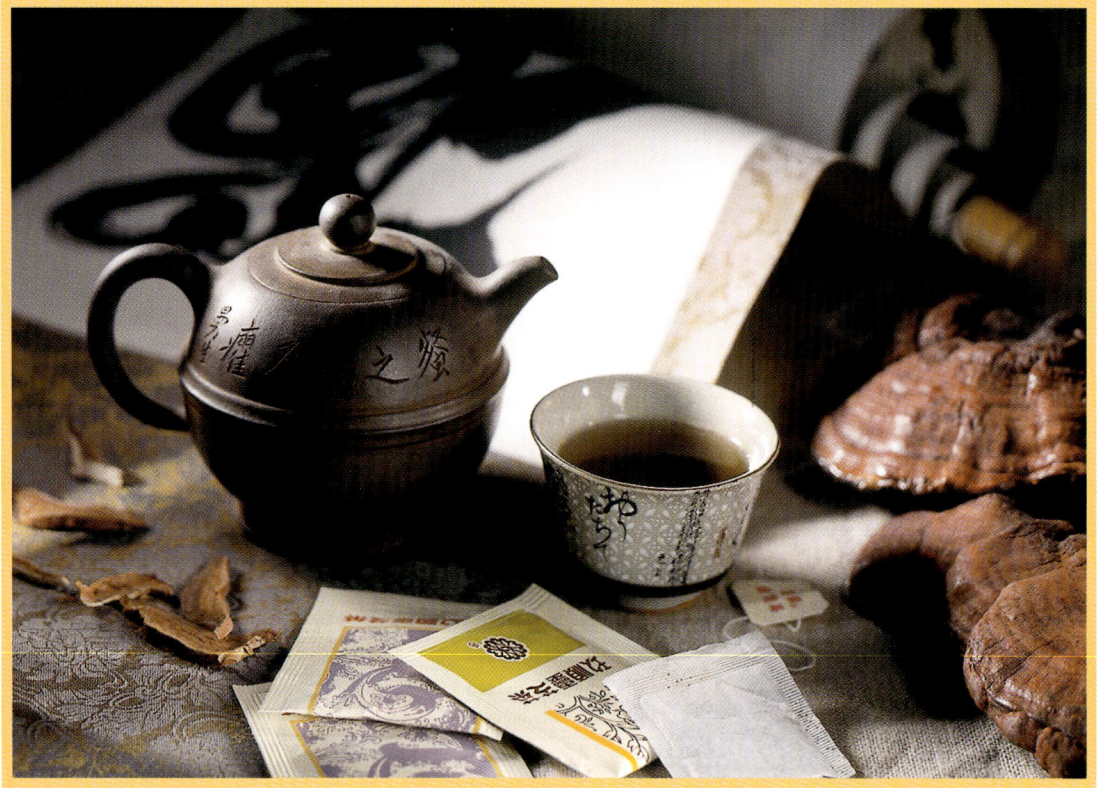

das Luft-Qi, das von der Lunge kommt, fest im Körper zu halten, sodass es nicht sofort entweicht. Wenn nun die Niere schwach ist, dann kann sie das Qi nicht im Körper halten.

Bei welchen Erkrankungen verwendet man Reishi noch?

Dr. Sui: Zum Beispiel bei Hyperlipidämie, bei Leukopenie nach einer Chemo- und Strahlentherapie. Weiters bei chronischen Verdauungsproblemen aller Art. Reishi wird bei Hepatitis eingesetzt, weil es eine Schutzfunktion für die Leber ausübt. Auch bei Hypertonie hat Reishi sich bestens bewährt. Reishi wird oft auch als Ergän-

zungstherapie bei Tumorerkrankungen, vor allem bei Lymphomen und Leukämie eingesetzt. Nach schweren Erkrankungen kann Reishi zum Wiederaufbau des Körperenergiesystems genommen werden. Sie sehen, Reishi hat ein sehr breites Anwendungsspektrum.

Soll man Reishi vorbeugend oder erst bei Ausbruch einer Krankheit nehmen?

Dr. Sui: Beides ist möglich, denn in jedem Fall unterstützt er das Energiesystem des Körpers. Vernünftig ist es natürlich, vorbeugend und nicht erst bei Erkrankung etwas für den Organismus zu tun.

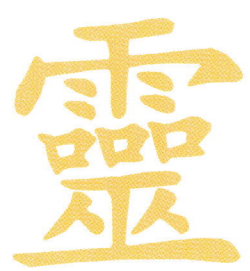

HILFE BEI VIELEN LEIDEN

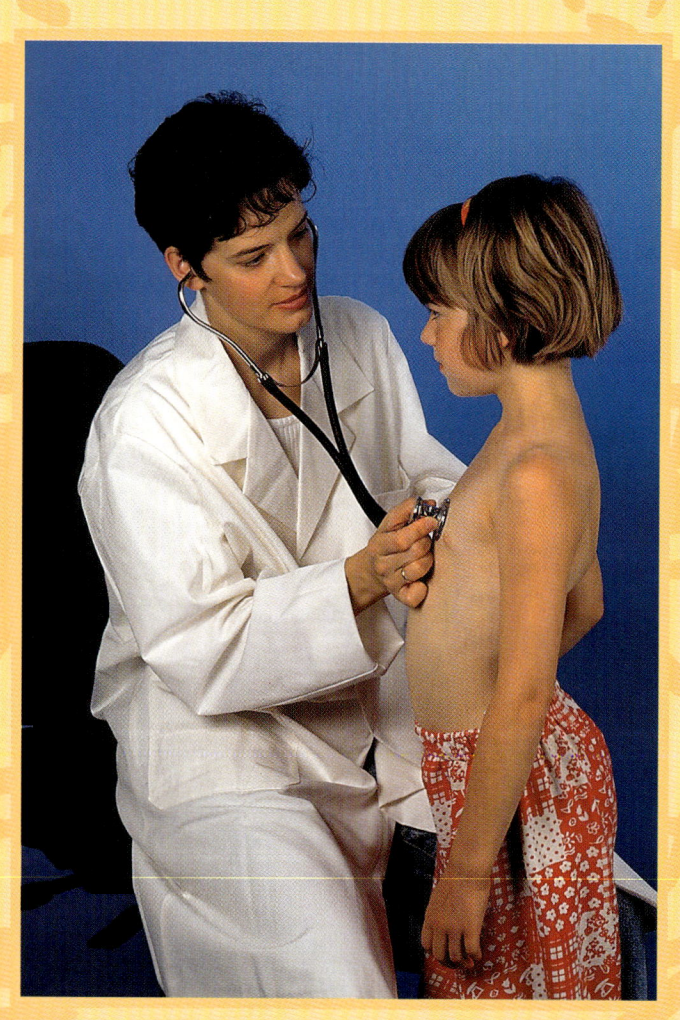

Die wissenschaftliche Welt des Westens hat andere Kriterien als der Ferne Osten, um die Wirksamkeit eines Präparats zu belegen. Hier gelten exakte klinische Studien, dort reicht der Nachweis aus, dass Reishi in 4.000 Jahren Millionen von Kranken geholfen hat. Das einzige Problem: Es ist nie darüber Buch geführt worden. Die Wirksamkeit ist deswegen nicht weniger effektiv, nur belegt ist sie eben nicht so deutlich, wie dies die westliche Medizin verlangt.

In vielen Kliniken Asiens laufen Studien, um die Wirkung von Reishi zu belegen. Die Einsatzgebiete sind derart umfangreich, dass die aufwändigen Untersuchungen Jahre in Anspruch nehmen werden.

Der hohe medizinische Standard, den der Westen erreicht hat, lässt Wissenschaftler in den USA und Europa manchmal aber in gedankliche Skepsis verfallen.

Nun darf man daraus keineswegs einen Argumentationsnotstand konstruieren, der gegen den Pilz und andere nicht zur Gänze erforschte Heilmittel spricht.

Auch was in einem streng wissenschaftlichen Konzept noch nicht Platz gefunden hat, kann durchaus positive Wirkung zeigen. Man erinnere sich nur zwei Jahrzehnte zurück, als die Akupunktur noch als abstruse Methode abgetan wurde. Heute gehen selbst promovierte Schulmediziner aus Deutschland und Österreich für einige Semester nach China, um dort das Heilen mit Nadeln zu erlernen.

Und er wirkt doch

Wie in Experimenten an Tieren von chinesischen Wissenschaftlern nachgewiesen werden konnte, zeigte ein konzentriertes Extrakt aus dem Myzel des Reishi-Pilzes eine erhöhte Toleranz bei Sauerstoffmangel. Der nächste experimentelle Schritt folgte und dieselben Forscher prüften die Wirkung des Pilzes an Menschen, die an Höhenkrankheit litten. Die Symptome, wie etwa starkes Schwindelgefühl, Kopfschmerzen, Ermüdung, Erbrechen, Atem- und Pulsbeschleunigung, treten oberhalb einer Höhe von 3.500 Metern auf und sind auf die Abnahme des atmosphärischen Drucks zurückzuführen. Der Sauerstoffpartialdruck und damit die Sättigung der roten Blutkörperchen werden geringer.

Im Experiment wurden 238 chinesische Soldaten dreimal täglich zwei Tabletten Reishi-Extrakt verabreicht. Bei 97,5 Prozent der Testpersonen blieben die Symptome daraufhin aus.

In einer weiteren Studie, in der 976 Soldaten einer Gebirgsjägereinheit mit Reishi versorgt wurden, stellte sich heraus, dass 83,77 Prozent keine Kopfschmerzen und 96 Prozent keinen Brechreiz hatten.

Schlag auf Schlag

Auch die Wirksamkeit des Reishi-Pilzes in Bezug auf das Herz-Kreislauf-System wurde zunächst im Tierexperiment nachgewiesen. So stellten chinesische Ärzte beim Studium der Elektrokardiogramme von Tieren mit Herzanfall fest, dass sich diese kurzfristig normalisierten, sobald man den Tieren Extrakte aus dem Reishi-Pilz injizierte. Das Medikament verbesserte nämlich die Tätigkeit des inneren Herzmuskels, erhöhte den Blutdurchfluss und verringerte den Sauerstoffverbrauch des Herzmuskels. Diese Ergebnisse wurden von japanischen Forschern nicht nur bestätigt, sondern diese stellten darüber hinaus auch noch eine signifikante Verringerung des Bluthochdrucks sowie einen blutgerinnungshemmenden und cholesterinsenkenden Effekt fest.

Eine der großen Studien zur Wirkung auf das Herz-Kreislauf-System wurde in China gar an sieben Kliniken parallel durchgeführt. Dabei wurde bei 68 Prozent der Patienten, denen zwischen einem und vier Monaten hindurch Reishi verabreicht worden war, eine Verringerung der LDL-Werte (Low density Lipoprotein) festgestellt. Wobei sich herausstellte, dass die Wirksamkeit der Pilzbehandlung umso erfolgreicher war, je größer die ursprüngliche Belastung des Patienten war.

Bei 90 der behandelten Patienten lag seit mindestens einem Jahr auch eine Erkrankung der Herzkranzgefäße vor. Eine laufende EKG-Überprüfung zeigte, dass sich der Zustand der Patienten in 82 Prozent erheblich verbessert hatte. Die Brust-

schmerzen wurden in 84,5 Prozent reduziert, die Müdigkeit verschwand in 77,8 Prozent und das Kältegefühl der Gliedmaßen ließ bei 72,9 Prozent der Patienten nach.

Zug um Zug

Beachtenswert sind auch die Wirkungen bei Erkrankungen der Lunge. So wurden bei einer klinischen Studie in China bereits in den 70er-Jahren über 2.000 Patienten, die an chronischer Bronchitis litten, mit Reishi-Sirup behandelt. Innerhalb von zwei Wochen zeigten 60 – 90 Prozent der Patienten eine deutliche Verbesserung. Auch stellte sich der verloren gegangene Appetit wieder ein.

Stärkt die Muskeln

Obwohl Reishi keine medikamentöse Behandlung im eigentlichen Sinn darstellt, wurde auch bei der mystonischen Dystrophie, einer seltenen erblichen Erkrankung, bei der die Muskel langsam, aber stetig verkümmern, eine deutliche Reduktion der Symptome festgestellt.
Die Krankheit beginnt meist im Gesicht, und breitet sich über den Nacken und den Kehlkopf auf die gesamte Körpermuskulatur aus. In einem weiteren Stadium schrumpfen schließlich auch die Haut und die Schilddrüse.

Nach der Behandlung mit Reishi-Extrakt wurde eine deutliche Verbesserung festgestellt. Bei vielen Patienten stärkte sich die Muskelkraft, das Schlaf- und Essverhalten normalisierte sich und innerhalb von zwei Wochen nahmen die Erkrankten an Körpergewicht zu. Das ging sogar so weit, dass Menschen, die nicht mehr in der Lage waren, ihren Kopf zu heben, nach Behandlung mit Reishi dies aus eigener Kraft vermochten. In einigen wenigen, wissenschaftlich aber genau dokumentierten Fällen kam die Krankheit sogar zum Stillstand.

Stein der Weisen?

Mit der Auflistung der durch Untersuchungen belegten Heilwirkungen können aber nicht die gesamten Wirkmöglichkeiten beschrieben werden. Diese sind viel umfangreicher, wenn auch noch nicht in allen Bereichen erforscht.

Wenn nun ein Präparat wie der Reishi-Pilz, medizinisch derartig vielseitig anwendbar ist, dann stellt sich die Frage, ob es sich dabei um ein »Wundermittel« handelt. Ist Reishi vielleicht bloß ein Modepräparat, das

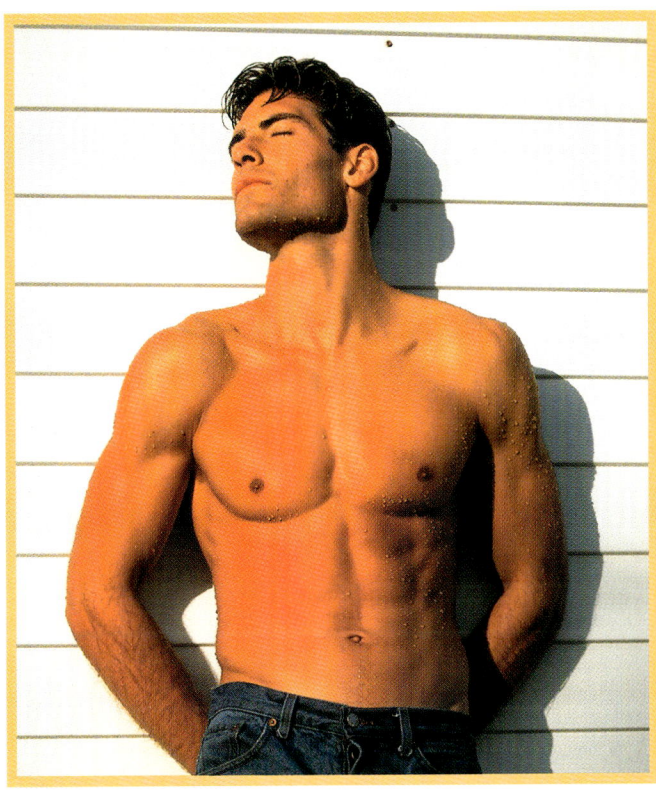

in wenigen Jahren wieder von Markt verschwunden sein wird?

Im Sinne einer ernsthaften Information, deren Ziel es ist, über die Möglichkeiten, aber auch deren Grenzen zu informieren, muss man beiden Aspekten, dem des Wundermittels und dem des Modepräparats, Argumente entgegenhalten.

Reishi – ein Wundermittel? Oder gar der lange Zeit gesuchte »Stein der Weisen«? Ist der seltene Pilz der »lapis philosophorum«, mit dessen Hilfe man unedle Metalle veredeln kann? Ist er das Mittel, mit dem man Krankheit in Gesundheit verwandeln kann? Das ist der Reishi sicher nicht, auch wenn ihm in der Geschichte diese Rolle zugeschrieben wurde. So beschreibt der Alchimist Ko Hung in seinem Werk »Buch der Unsterblichen«, dass Kaiser Shi Huang Ti, der Erbauer der Großen Mauer, im dritten Jahrhundert vor Christus ungeheure Anstrengungen unternommen hat, um das Elixier der Unsterblichkeit zu finden. Zuerst

Guilin, Li-Yang, China

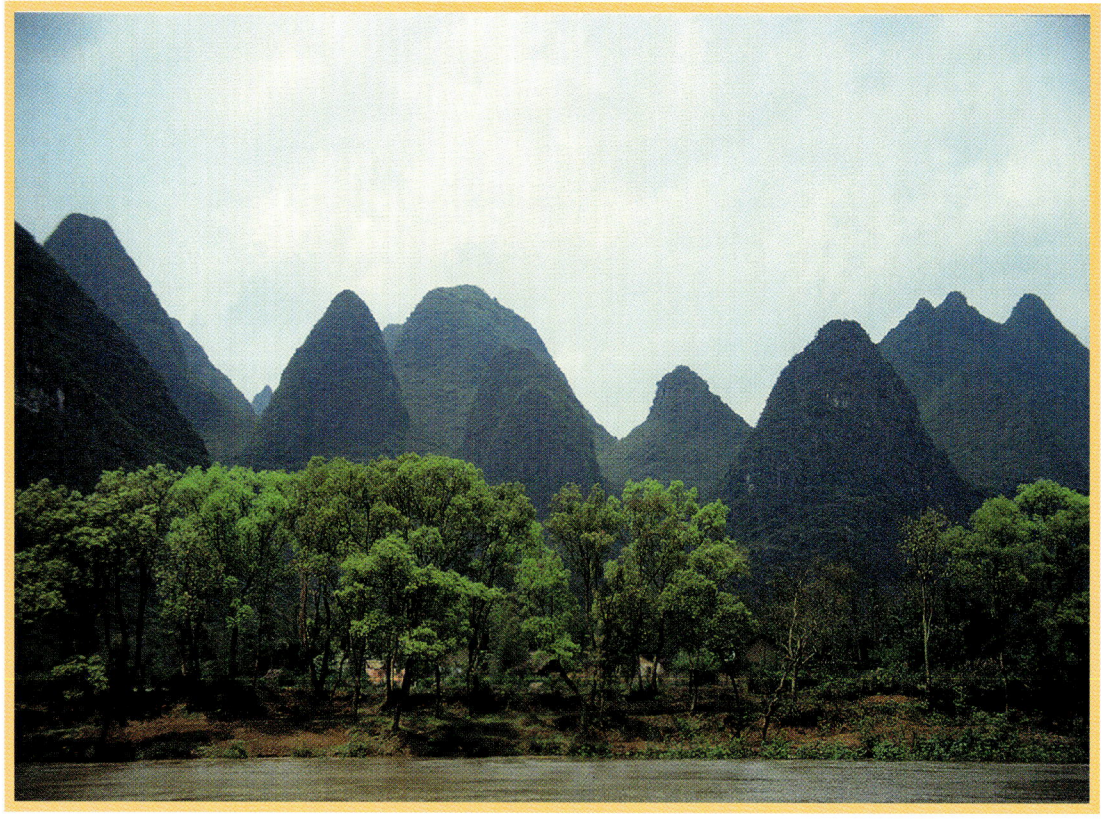

48

erbaute er zahlreiche Tempel zur Ehre der ewig lebenden Wesen, in der Hoffnung, in deren Kreis aufgenommen zu werden. Dann folgte er dem Ratschlag, sich selbst auf die Suche zu begeben, denn der geheimnisvolle Pilz, der ihm den Eintritt in die Ewigkeit verschaffen sollte, wachse, so erzählte man ihm, angeblich auf hohen Bergen.

Auf Zehenspitzen erklomm der Kaiser so manchen Gipfel, um das edle Gewächs zu entdecken, allein er fand es nicht. Daraufhin folgte der Herrscher dem Rat, das »Kraut des ewigen Lebens« weit draußen auf dem Meer zu suchen. Dafür rüstete er eine Flotte von 3.000 Mann aus. Sie sollte die Inseln der östlichen Meere durchkreuzen. Zurückkehren dürfe die Expedition erst dann, so lautete der Auftrag, wenn sie das Lebenselixier gefunden habe.

Unterschiedlich ist nun das Ende der Erzählung. So behauptet eine Geschichte, dass die Flotte verschollen sei, eine andere hingegen spricht davon, dass sie mit leeren Händen zurückgekehrt sei. Welchem Schluss man nun auch zuneigt, die Aussage bleibt stets dieselbe: Es gibt »den Pilz des ewigen Lebens« nicht – auch der wirksame Reishi ist es nicht.

Nun mag jemand diese Geschichte abtun und behaupten, sie habe keine Relation zur europäischen Kultur. Die handelnden Personen und die lokalen Umstände mögen dafür sprechen. Betrachtet man aber die Grundaussage und den starken Wunsch des Kaisers, dann steht dieser in einer Tradition, die auch den Europäern nicht fremd ist. Die Idee besteht darin, sich über die Gesetze der Natur hinwegsetzen zu können. Der sterbliche Mensch lehnt sich gegen Gott auf, der als der unsterbliche Schöpfer des Lebens angesehen wird.

Was der Kaiser wollte, war nichts anderes, als Gott in seiner Unsterblichkeit gleich zu werden.

In China versuchte man mit einem Pilz unsterblich zu werden, in Europa war es die Beschäftigung mit der Alchemie, einer Mischung aus Wissenschaft, Philosophie und Magie.

Zu Beginn der Neuzeit findet sich die ewige, nie versiegende Energie im gedanklichen Konstrukt des »perpetuum mobile« wieder, das man nur einmal in Gang zu setzen brauchte und das sich unendlich lang bewegen würde.

Kann man nun, trotz aller gescheiterten Versuche der Menschheitsgeschichte, die Hoffnung auf Unsterblichkeit des physischen Lebens überhaupt noch aufrechterhalten? »Natürlich nicht«, wird jeder vernunftbetonte Mensch sagen.

FORSCHUNG UND TRADITION

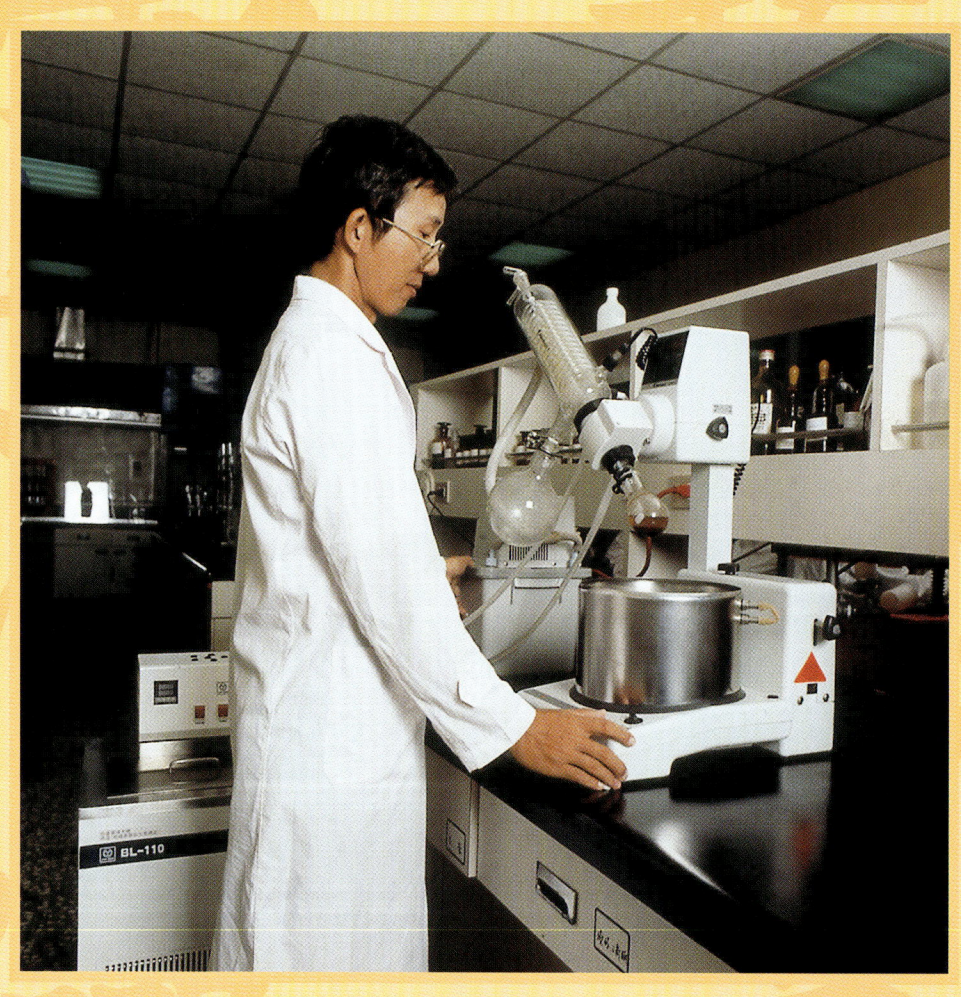

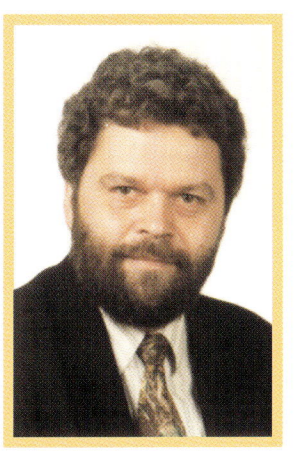

Interview
mit
DR. HANS-PETER HANSSEN

Zur Person: studierte Mikrobiologie in Kiel und Hamburg und arbeitete am Institut für Pharmakognosie der Universität Hamburg.

Mehrmonatige Forschungsaufenthalte in Südost- und Ostasien.

Die Wirkkraft des Reishi-Pilzes ist klar belegt. Wie weit ist die Forschung diesbezüglich?

Dr. Hanssen: In der Volksrepublik China wurde 1982 die Entwicklung der traditionellen Medizin und Pharmakologie in der Verfassung festgeschrieben; etwa 40 Prozent aller Patienten sollen dort mit traditioneller Medizin behandelt werden. Ausgehend von dem tradierten Wissen und den über Jahrhunderte überlieferten Erfahrungen sind neben China auch in Japan, Taiwan und Südkorea Arbeitsgruppen dazu übergegangen, die in der Volksmedizin verwendeten Drogen systematisch auf potentiell wirksame Inhaltsstoffe zu untersuchen. Zu den derzeit am intensivsten untersuchten Pilzarten gehören Vertreter der Gattung Ganoderma.

Was hat man dabei herausgefunden?

Dr. Hanssen: Neben der im Tierversuch demonstrierten Tumorhemmung wurden weitere biochemische und pharmakologische Wirkungen von Ganoderma-Polysacchariden aufgezeigt.

So konnten blutdruck- und blutzuckersenkende Polysaccharide isoliert werden. Ein proteingebundenes Polysaccharid zeigt Wirkungen auf die Immunkraft.

Man sagt dem Reishi auch positiven Einfluss auf das Zentralnervensystem nach. Stimmt das?

Dr. Hanssen: Ja, das stimmt. Reishi wird auch immer bei Schlaflosigkeit eingesetzt. Eine neuere Studie zeigt auch, dass die

Verabreichung eines wässrigen Extrakts aus Ganoderma lucidum im Tierversuch eine dosisabhängige Einschränkung der Motorik bewirkt. Zudem wurde eine antagonistische Wirkung gegenüber Koffein ebenfalls beobachtet. Ein leichter Effekt gegen durch Stress verursachte Geschwüre konnte ebenfalls nachgewiesen werden.

Analyseergebnisse

Die von Univ.-Prof. Dr. Werner Pfannhauser, Professor für Lebensmittelchemie am Institut für Bio- und Lebensmittelchemie an der Technischen Universität Graz, erstellte Analyse von Hando Reishi Kapseln ergab folgende Werte:

Wassergehalt:	9 g / 100 g
Fettgehalt:	2,4 g / 100 g
Eiweißgehalt:	8,9 g / 100 g
Ballaststoffe:	68,4 g / 100 g
Polysaccharide:	7,2 g / 100 g
Adenosin:	0,18 g / 100 g
Brennwert:	107 kcal, 455 kJ / 100 g

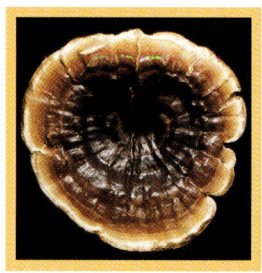

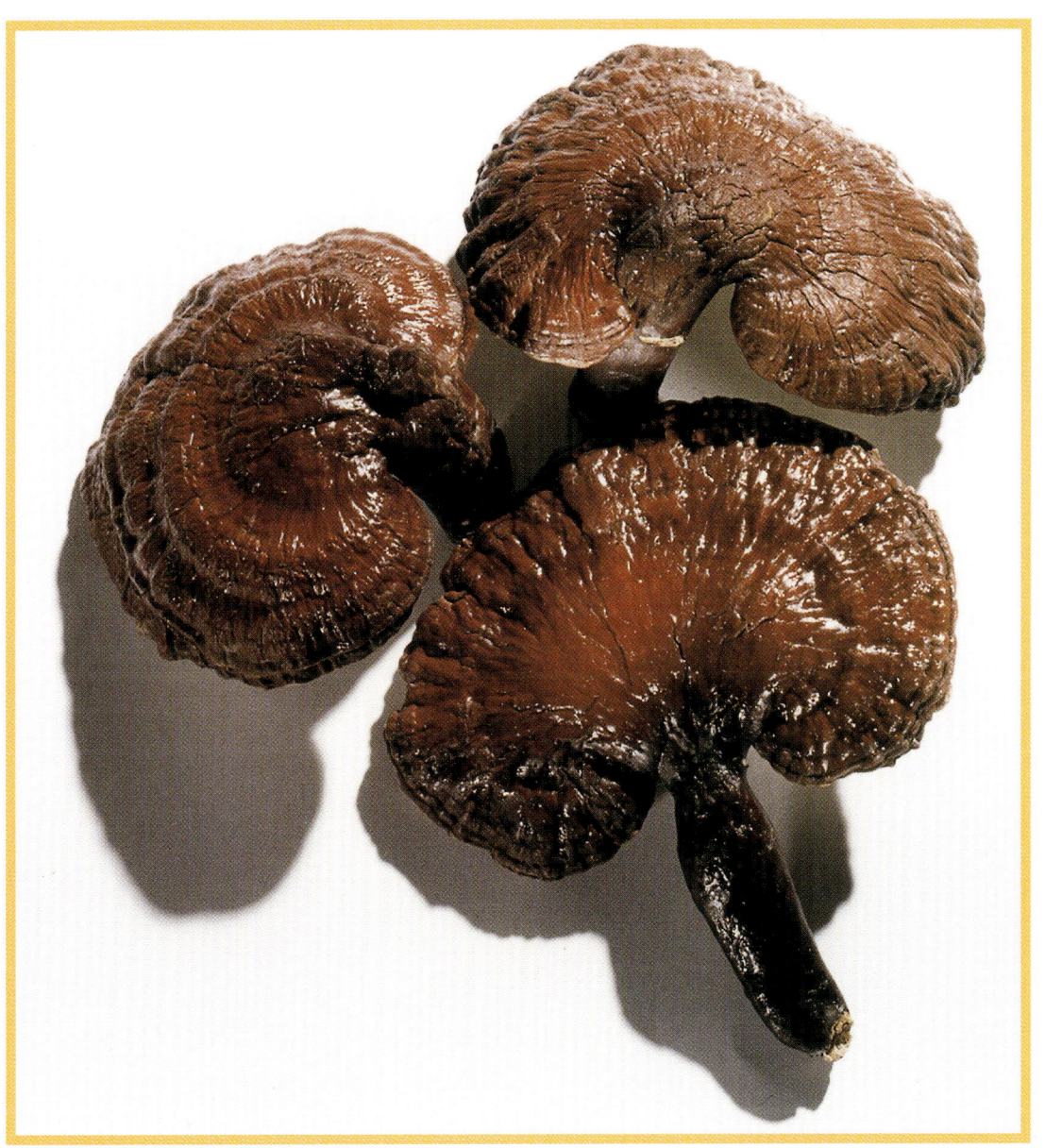

LEBENS-VERLÄNGERUNG – EIN LEGITIMER WUNSCH

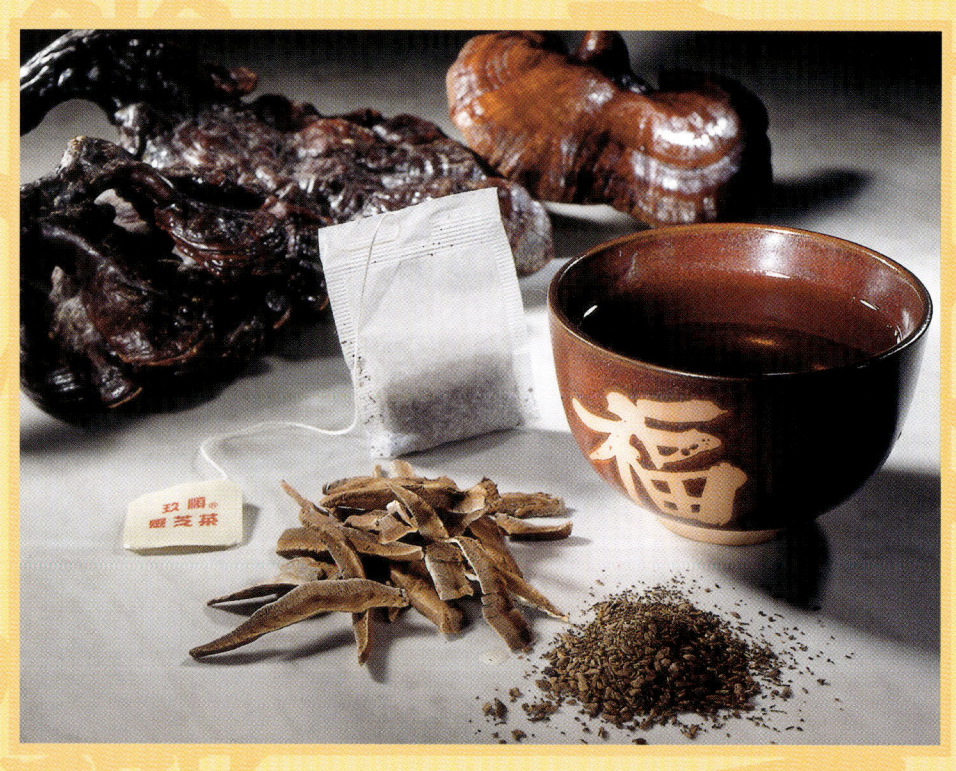

Der Gedanke an Unsterblichkeit beinhaltet auch positive Aspekte: den legitimen Wunsch nach Lebensverlängerung.

Dies demonstriert die wissenschaftlich dokumentierte Geschichte des 60-jährigen Tokizo Oshawa aus Kohfu, einer Stadt im Großraum von Tokio. Oshawa war technischer Direktor einer Fabrik für Präzisionsmaschinen. Er hatte sich in seinem beruflichen Engagement über Jahre hinweg körperlich übernommen. Im August 1974 musste er sich schließlich nach der niederschmetternden Diagnose, dass er an Bauchspeichelkrebs leide, einem operativen Eingriff unterziehen. Die Lebenserwartung lag zu diesem Zeitpunkt nur noch bei wenigen Monaten.

Die Familie war hoffnungslos traurig. Tokizo Oshawa, als Spitzenmanager gewohnt, sich keinem Problem geschlagen zu geben, ehe man nicht alles versucht hatte, willigte ein, Reishi zu sich zu nehmen. Nach einigen Wochen, nachdem dem Patienten täglich fünf Gramm verabreicht worden waren, setzte der operierende Arzt die Lebenserwartung um zwölf Monate hinauf. Und dies, obwohl der Patient bereits zweimal Anzeichen von Gelbsucht hatte, die meist auf das letzte Stadium bei Krebserkrankungen hinweisen. Einige Wochen nachdem die tägliche Dosis verdoppelt worden war, kam Oshawa erneut zu Kräften. Seine Augen wurden klar, der Appetit nahm zu, denn er hatte den Krebs besiegt.

Eine ähnliche Geschichte findet sich in der japanischen Erzählung »Bisho« des Romanciers Keitaroh Kindoh, der eine wahre Begebenheit zu Grunde liegt: Die Erkrankung von Kindohs Frau an Gebärmutterkrebs.

»Obwohl der behandelnde Arzt meiner Frau nur mehr wenige Wochen gegeben hatte, konnte sie dieser kurz bemessenen Frist noch mehr als eineinhalb Jahre durch die Behandlung von Reishi hinzufügen«, schreibt Kindoh.

Fazit: Nun hat Reishi nichts mit dem »ewigen Leben« zu tun, sehr wohl bietet er aber die Möglichkeit, schulmedizinisch bereits aufgegebenes Leben zu verlängern.

In Zusammenhang mit solchen Krankenberichten, von denen es mittlerweile viele gibt, sei allerdings vor allzu großem Optimismus gewarnt. Reishi und die aus ihm gewonnenen Extrakte bewirken zwar überdurchschnittliche Heilungserfolge, hundertprozentig sind sie jedoch nicht.

Vorbeugender Schutz

Zur Vorbeugung eignet sich Reishi vorzüglich – auch in Bezug auf unsere Ernährung.

Nach östlichem Verständnis versetzen vorgefertigte Lebensmittel, die mit Farbstoffen, Aufschäumern und zahlreichen anderen chemischen Zusätzen angereichert sind, den Konsumenten in einen Zustand der Vor-Krankheit. Der Organismus ist daher anfällig, der Reishi-Pilz vermag das im Körper entstandene Ungleichgewicht auszugleichen.

Verantwortlich dafür sind adaptogene Substanzen mit krankheitsvorbeugender Wirkung.

Sie steigern die Fähigkeit des Organismus, nahrungsbedingte Belastungen durch gesteigerte Anpassungsfähigkeit zu über-

winden. So fasst der Wissenschaftler Anton Kirchdorfer in seiner Publikation über Ginseng zusammen: »Der unmittelbare biochemische Einfluss auf die Stoffwechsel-vorgänge der Zelle erfolgt im Sinne einer Steigerung der Belastungsfähigkeit. Dadurch sind adaptogene Substanzen von so genannten unspezifischen Reizkörpern klar abgrenzbar, denn diese setzen eine biologische Folge von Umsetzungen in Gang, die dann erst über Zweit- oder Dritt-

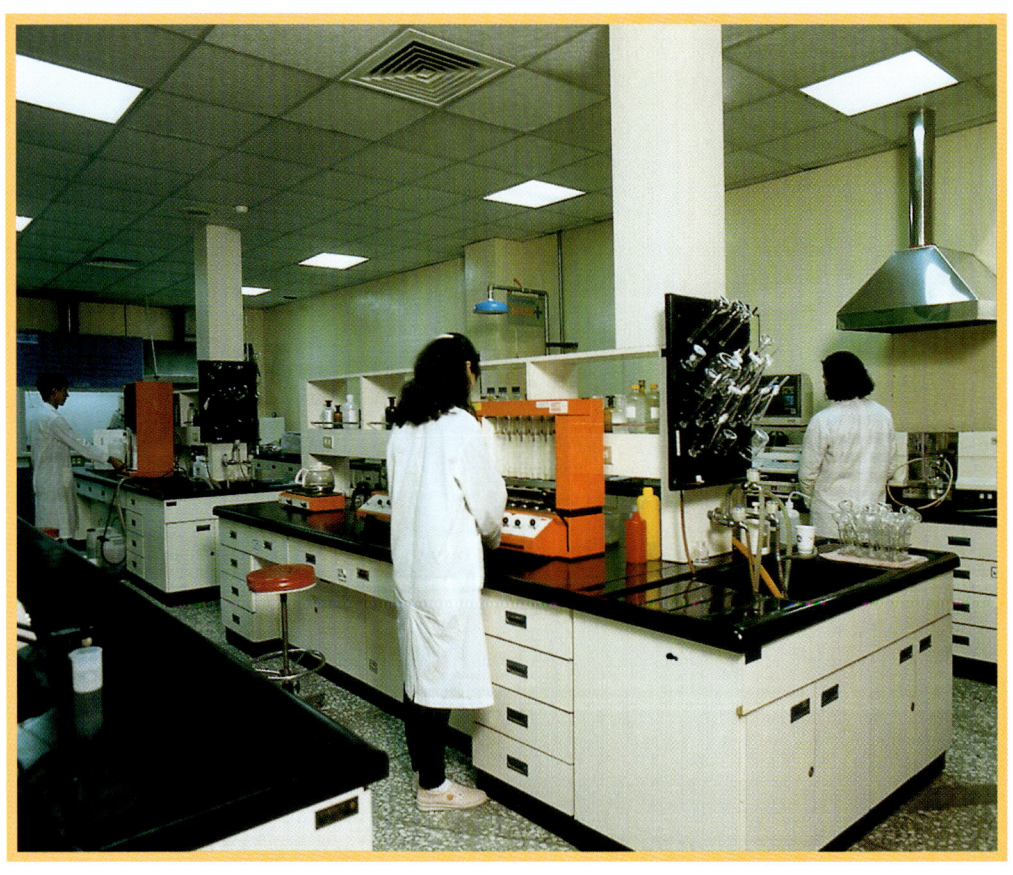

produkte des Stoffwechsels in den Mechanismus der Anpassungsfähigkeit eingreifen können.«

Adaptogene seien hingegen als »physiologische Hilfsmittel gegen die Unordnung im Körper« zu bezeichnen. »Was dies für eine alternde Zelle, die vermehrt zu Unordnung und Fehlinformation neigt, bedeutet, liegt auf der Hand«, schreibt Kirchdorfer.

Nun stellt sich natürlich die Frage, ob es bei so effektiver biologischer Beeinflussung von Stoffwechselvorgängen in den Körperzellen auch ungünstige Nebenwirkung gibt. Denn selbst dem medizinischen Laien ist

klar, dass der Großteil unserer Medikamente bei überhöhter Dosierung giftige Nebenwirkungen hat. Dies ist, so Kirchdorfer, bei den Adaptogenen nicht der Fall, weswegen sie sich »grundsätzlich von den meisten konventionellen Heilmitteln« unterscheiden.

Was auf eine einfache Formel gebracht, nichts anderes bedeutet, als dass die Einnahme des Reishi-Pilzes keinerlei schädliche Nebenwirkungen zeigt. Auch ein Gewöhnungseffekt ist nicht bekannt. Dies ermöglicht die Einnahme von Reishi-Präparaten auch über einen langen Zeitraum hinweg.

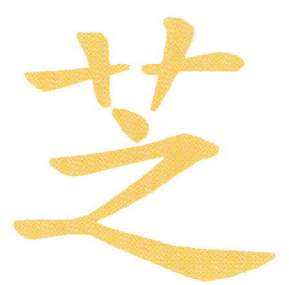

GESCHICHTE UND MYTHOS

Platz des himmlischen Friedens, Peking, China.

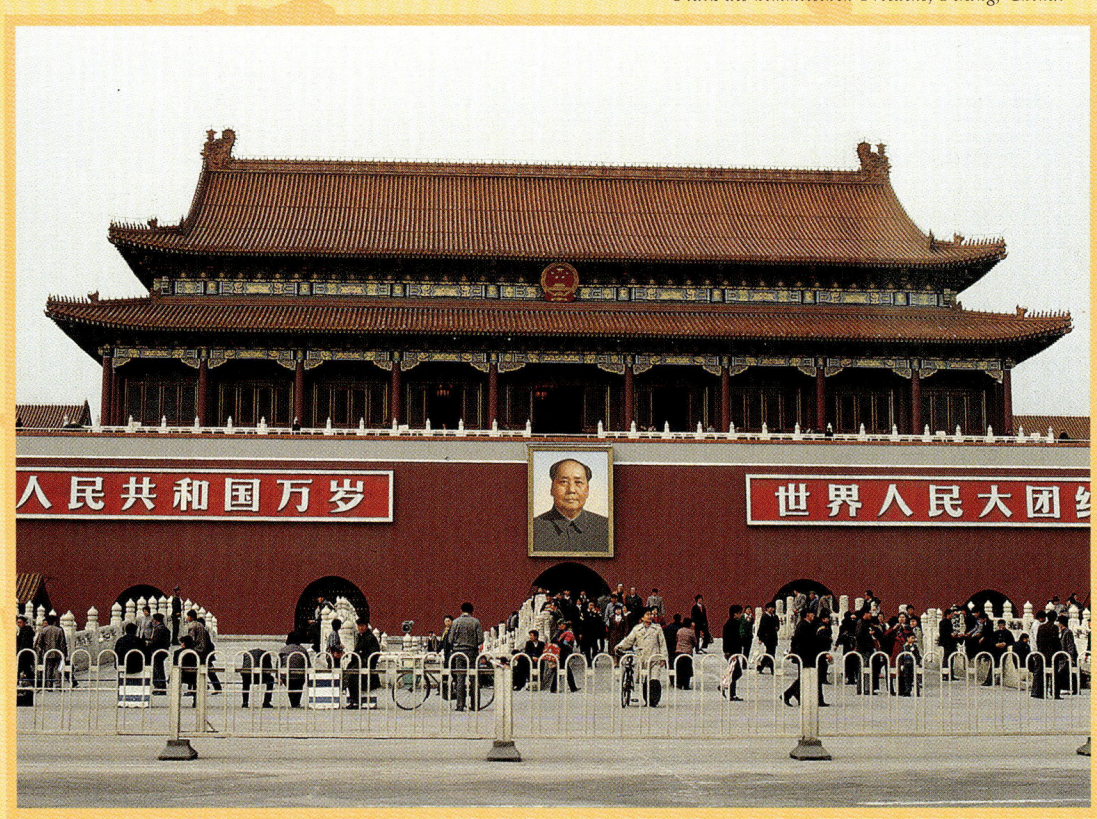

Wie schon mehrfach erwähnt, war der Pilz äußerst rar. Er war so selten, dass Kaiser Expeditionen ausrüsten oder Tempel bauen ließen. Sie hofften, dass Zauberer aus den Bergen in diesen Gebäuden aus Dank an den Herrscher einen Pilz hinterlegen würden. Man hoffte vergebens. Auch kaiserliche Befehle, alle gefundenen Reishi-Pilze abzuliefern, wurden nicht befolgt.

Kein Wunder, dass die Menschen aus dem Volk jenes Medikament, um das sich zahlreiche Legenden rankten und das seit dem zweiten Jahrtausend vor Christus als Heilmittel gebraucht wird, auch selbst behalten wollten.

Eine dieser Erzählungen, an die sich das einfache Volk erinnerte, hat märchenhafte Elemente: Ein Mädchen aus wohlhabendem Hause verliebte sich in einen mittellosen Hirtenjungen, was dem Vater des Mädchens sehr missfiel.

Deswegen schickte er auch seine Knechte dem jungen Paar mit dem Auftrag nach, seine Tochter zu töten. Als die Tochter die Häscher auf sich zukommen sah, nahm sie in einem Akt letzter Auflehnung gegen den Vater Gift, denn sie wollte ihm den Triumph nicht gönnen, ihrem Leben gewaltsam ein Ende gesetzt zu haben.

Als der Hirte nach Hause kam, fand er seine Geliebte tot in der Höhle. Verzweifelt wandte er sich an die Mönche in einem buddhistischen Tempel.
Diese bedeuteten ihm, dass es unmöglich sei, die junge Frau wieder ins Leben zurückzuholen, außer es gelänge ihm innerhalb von Tagesfrist, einen sehr alten Reishi-Pilz zu beschaffen.

Die Mönche verrieten ihm, wo dieser zu finden sei. Sie erzählten ihm aber auch, dass der Reishi in einer Höhle von einem Tiger und einer Giftschlange gut bewacht würde.

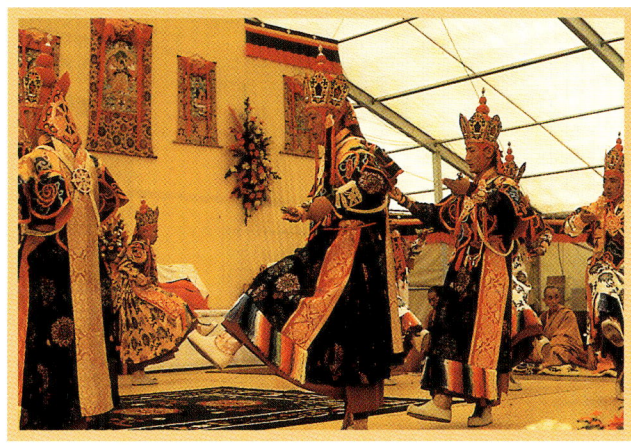

Viele hätten schon versucht, sich des Pilzes zu bemächtigen. Keiner sei lebend zurückgekommen. Todesmutig war der Hirte bereit, alles zu versuchen, um seine geliebte Frau ins Leben zurückzuholen.

Lange und intensiv, so weiß die Geschichte detailreich zu berichten, sei der Kampf gewesen. Mit Kraft und Tücke konnte er die wachsamen Tiere überlisten und ihnen den Schatz entwenden.

Zurück im Tempel genügte schon eine kleine Menge Reishi, um die Tote wieder zum Leben zu erwecken.

Solche Erzählungen faszinierten das Volk. Sie bestätigen, was Li Shih Zhen 1578 in dem berühmten Pen Tsao Gang Mu, einer Zusammenfassung älterer chinesischer Heilmittel, schon schreibt: »Der Reishi ist schwierig zu erhalten.«

Die Suche nach dem seltenen Pilz folgte eigenen Ritualen. So schreibt Li Shih Zhen, dass man Reishi »stets zu Fuß und nie vom Pferderücken aus« suchen müsse, dass man ein »Messer aus Knochen« und keinesfalls eines aus Metall verwenden dürfe, um ihn vom Baumstamm zu lösen, und dass man sich jeglicher sexueller Aktivitäten während der Zeit der Suche zu enthalten habe. Und schließlich, so heißt es in dem Buch, müsse der Fundort geheim gehalten werden. Was auch Pilzesammlern heute noch durchaus einsichtig ist.

Der rare, aber wirkungsvolle Pilz stieg sogar zu einem gesellschaftlichen Statussymbol auf. Für Mönche wurde er zum Talisman, der gutes Omen verheißt und Unheil abwehrt. In gehobenen gesellschaftlichen Kreisen war er bei jungen Frauen als Mitgift sehr begehrt.

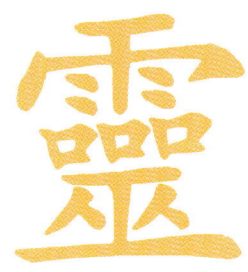

WACHSTUMS-PHASEN

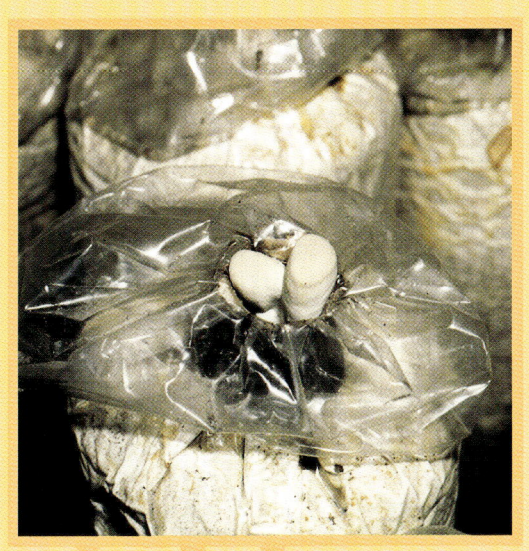
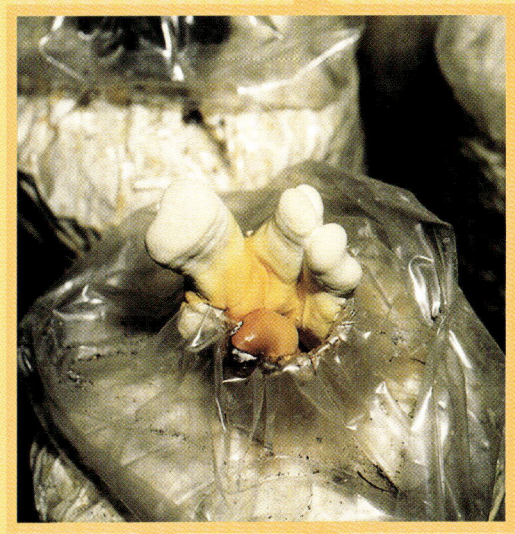
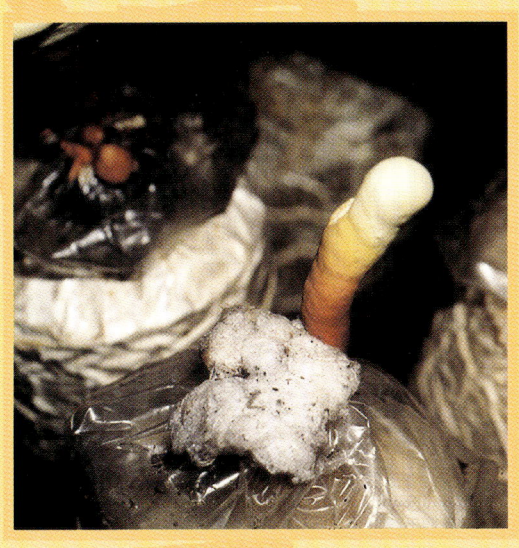
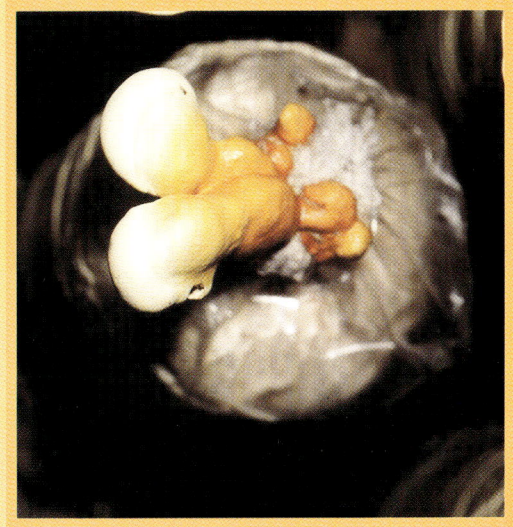

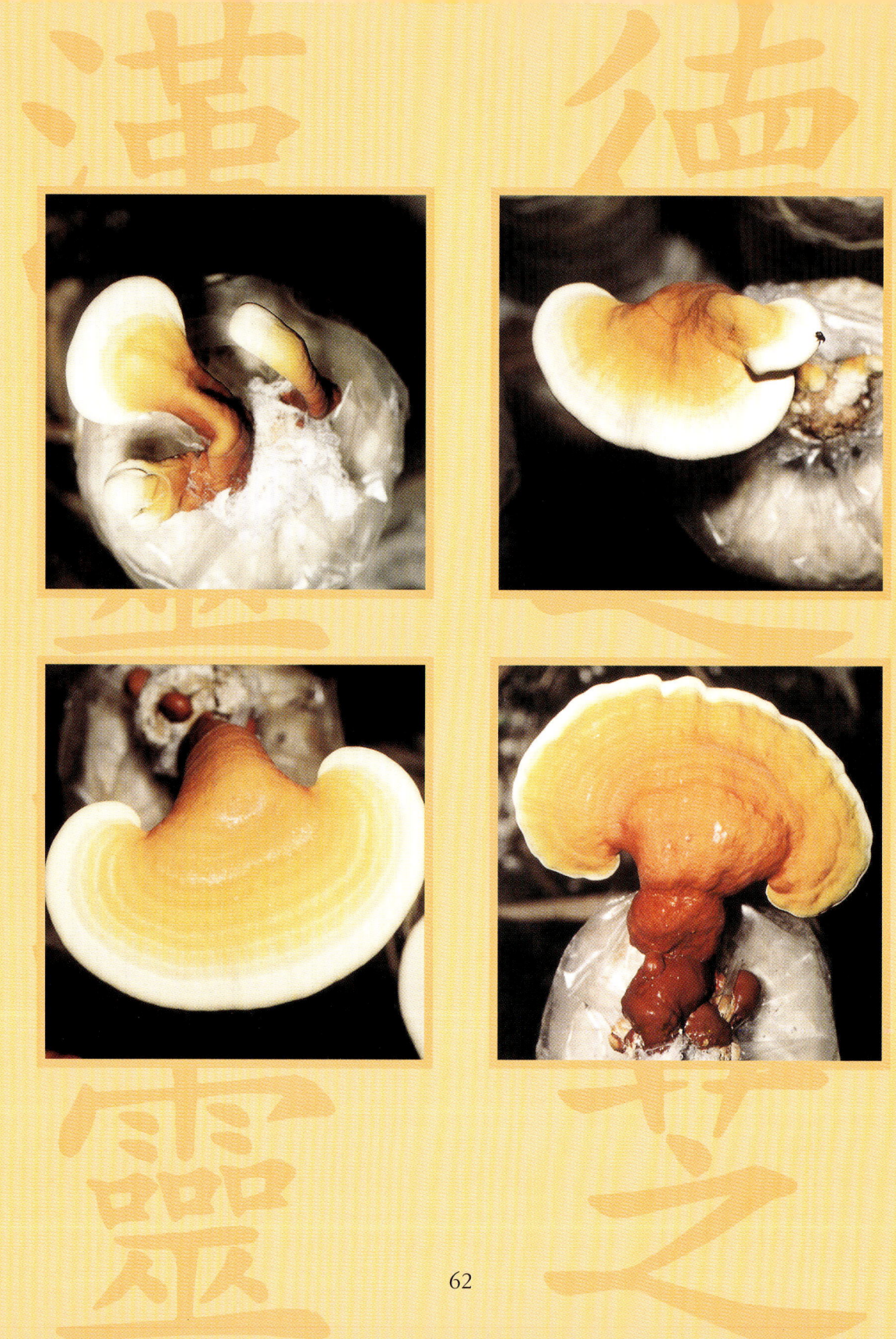

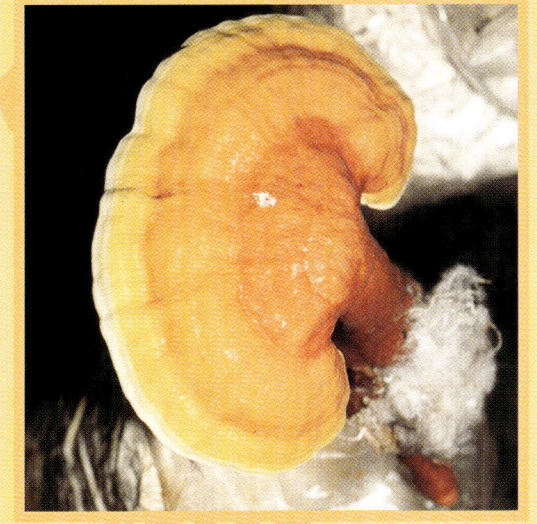

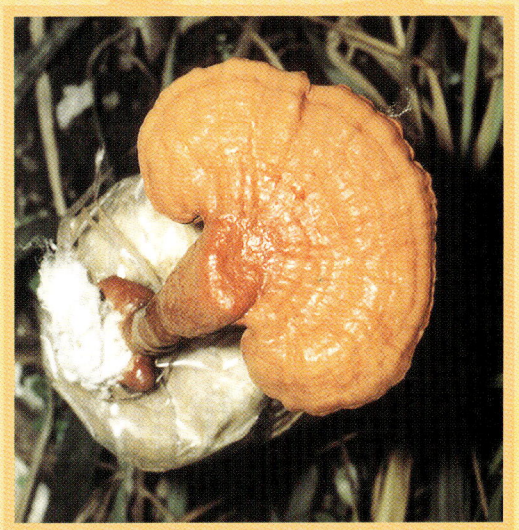

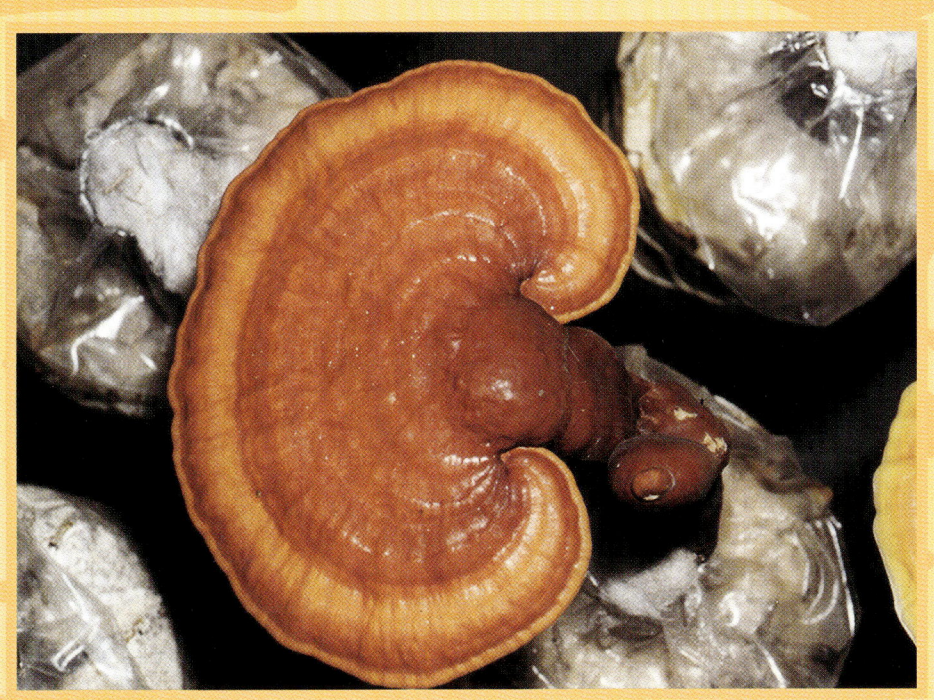

LANG ERSEHNTER ZUCHTERFOLG

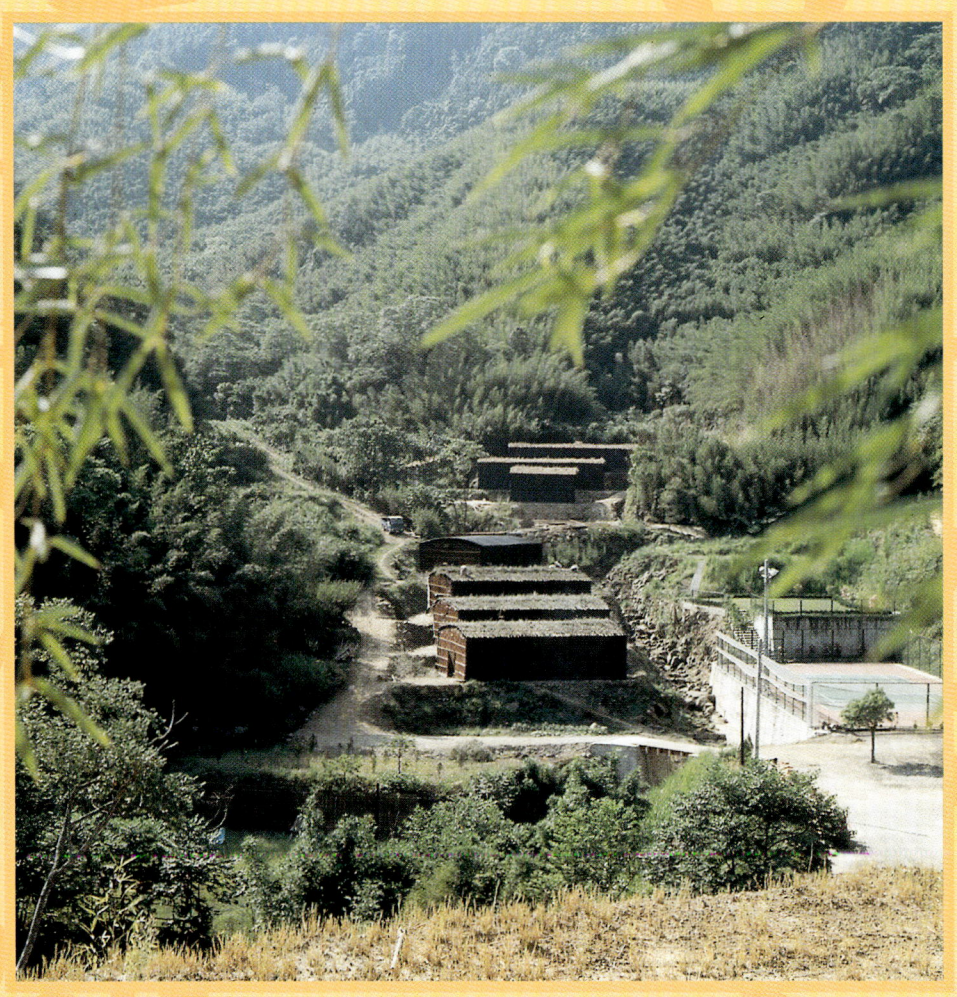

Reishi-Zuchtfarm im Bergland von Taiwan, wo gleichbleibende Temperatur und Feuchtigkeit gewährleistet sind.

Besucht man als Gast eine Reishi-Zucht-Farm im Süden von Taiwan, dann bekommt man in dem modernen Administrationsgebäude neben Erfrischungen und Informationsmaterial über die Anlage auch Schutzkleidung überreicht. Von Kopf bis Fuß ganz in Weiß und mit einer Maske vor dem Gesicht, erkundet man schließlich das drei Hektar große Gelände, auf dem seit einigen Jahren der Pilz kultiviert wird. Man durchschreitet Laboreinheiten, ausgerüstet mit Hochtechnologie. Keine Spur von Mythen oder alten Zwetschgenbaum-Kulturen.

Hier in der Farm ist von alledem nichts mehr zu spüren, hier herrscht nur das Gesetz absoluter Professionalität. Man hat sich zum Ziel gesetzt, den Weltmarkt mit dem zu versorgen, was dieser erwartet. Hier züchtet man hochqualitativen roten Reishi.

Und dafür hat man auf der Farm ungeheure Anstrengungen unternommen. So erbaute man das Herzstück der Farm, die Myzel-Häuser, die als Kinderzimmer des Reishi bezeichnet werden können, aus einem ganz speziellen Stahl.
Dieser ist so beschaffen, dass er bakterielles Wachstum an seiner Oberfläche verhindert. Zudem ist er so konstruiert, dass er auch der Zerstörungskraft von Taifunen standhalten kann.

Die extremen hygienischen Standards sind notwendig, um den heranwachsenden Pilz vor bakteriellen oder tierischen Schädlingen zu schützen.

Trotz der Schutzkleidung dürfen wir die Wachstumshäuser, von denen sich dreißig aneinander reihen, nicht betreten. Zu groß wäre die Gefahr, Verunreinigungen einzuschleppen.

In diesen »Kinderstuben« werden die Pilze nun für mehrere Wochen herangezogen, wobei das Gesamtwachstum der künstlich kultivierten Spezies bei zwei Jahren liegt. Dabei herrschen in den riesigen, durch Stellagen strukturierten Hallen Bedingungen, wie man sie selbst in der Natur nur schwer findet: 24 bis 30 Grad bei 90 bis 95 Prozent Luftfeuchtigkeit, eine klar festgelegte Beleuchtungsintensität und Ventilation.

Die Nährlösung zur Aufzucht von Ganoderma lucidum, der zur Gruppe der Polyporaceae gehört, muss Proteine, Kohlenhydrate und anorganische Salze enthalten, die der Pilz in der Natur aus den Bäumen aufnehmen würde.

Ist der Wachstumsprozess abgeschlossen, wird der Pilz geerntet, in riesigen Anlagen gereinigt und getrocknet, bis er nur noch zehn Prozent seiner ursprünglichen Feuchtigkeit enthält. Erst diese Beschaffenheit garantiert ideale Lager- und Verarbeitungsbedingungen.

Die Herstellung der unterschiedlichen Produkte ist aufwändig und kostenintensiv und dennoch lohnt sie sich, denn allein in Japan werden Reishi-Produkte im Wert von knapp 800 Millionen Dollar jährlich umgesetzt.

Dass die Massenproduktion des Reishi aber überhaupt möglich ist, verdankt die Welt der Ausdauer des japanischen Pflaumenbauern und Pilzliebhabers Shigeoki Mori. Der Besitzer von mehreren tausend Pflaumenbäumen wurde von Krebspatienten oder deren Angehörigen immer wieder um einen Pilz gebeten. Mori wusste, dass der Kranke eher sterben als er an seinen Bäumen einen Pilz finden würde.

15 Jahre musste Mori forschen, um zu Beginn der 70er-Jahre erstmals den begehrten Pilz zu kultivieren. Er war fest davon

überzeugt, dass ihm die Nachzucht eines Tages gelingen würde. Davon konnten ihn weder zahlreiche Rückschläge noch das Misstrauen seiner Familie oder enorme finanzielle Investitionen abhalten.

Der Prozess, der zur Kultivierung führt, ist urheberrechtlich geschützt. Bekannt sind nur die groben Schritte. Zunächst sammelt man die Sporen des Pilzes von der Unterseite der Kappe, dann kommen sie für zumindest einen Monat in eigene Gefäße, wobei sie möglichst klinisch reine Bedingungen vorfinden sollen. Später werden die

Junge Chinesin in einer Zuchtstation, wo der Reishi vorgetrocknet wird.

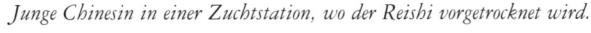

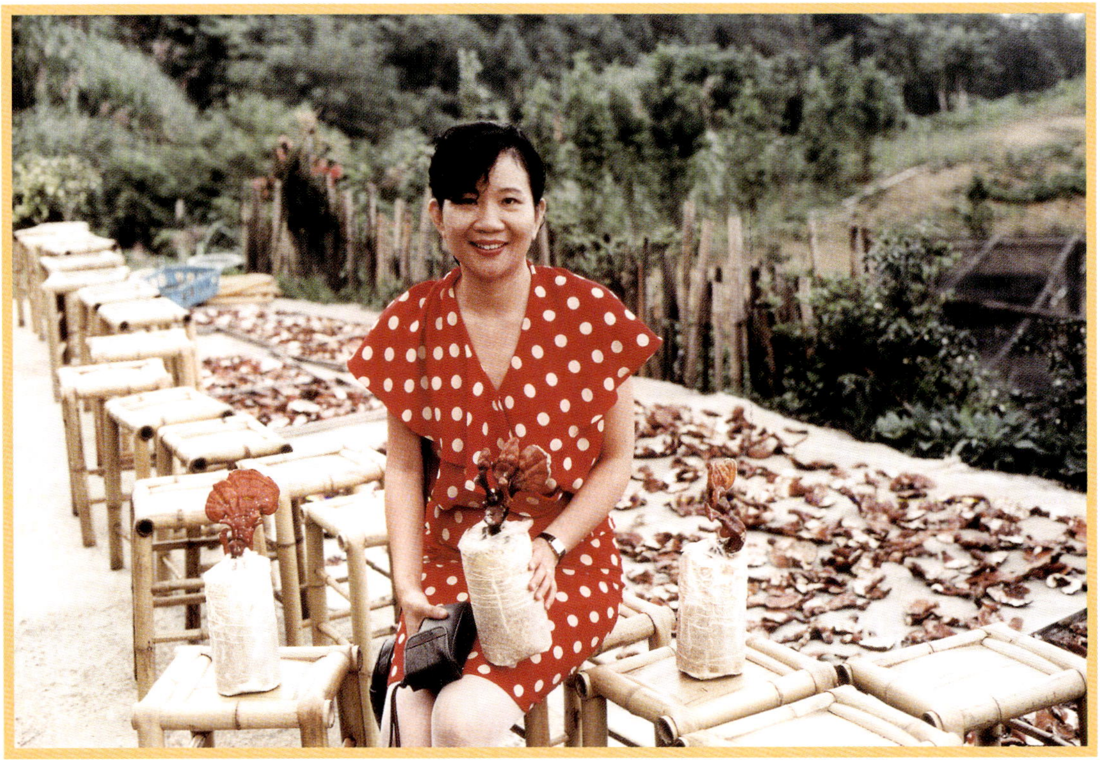

Zellkulturen auf Sägemehl transferiert, das von alten Pflaumenbäumen stammt. Dort wachsen sie weitere vier Monate. Schließlich wird das Sägemehl mit dem so genannten Pilzmyzel auf einen alten Zwetschgenbaum verpflanzt. Nach zehn Monaten sprießt ein kleiner Pilz aus dem Holz. Sobald dieser eine Größe von zwei Zentimetern erreicht hat, wird er vom Baum genommen und in einen Obstgarten transplantiert. Innerhalb von zwei Monaten sollte der Pilz der Größe und der Farbe nach sein Endstadium erreicht haben. Jetzt ist er von einem in der freien Natur gewachsenen nicht mehr zu unterscheiden.

Diese Schritte müssen alle händisch vollzogen werden – maschinelle Hilfe gibt es bis zum Trocknen keine. Zu all der Arbeit kommt auch noch das Risiko, denn von den angesetzten Pilzen reifen nur 70 Prozent aus.

In der Welt

Japan war nach der sensationellen Entdeckung von Shigeoki Mori das erste Land, in welchem Reishi kultiviert wurde.
250 Tonnen waren es Anfang der 80er-Jahre, knapp fünfhundert Tonnen sind es heute. Kaum etwas davon gelangt auf den Weltmarkt.

Weltweit werden heute etwa 4.300 Tonnen pro Jahr kultiviert, wobei die Tendenz weiterhin steigend ist.

Der größte Hersteller, China, bringt es auf eine Jahresleistung von 3.000 Tonnen.

Weitere Produktionsländer sind neben Japan Korea, Taiwan, Thailand, die USA, Malaysia, Vietnam, Indonesien und Sri Lanka.

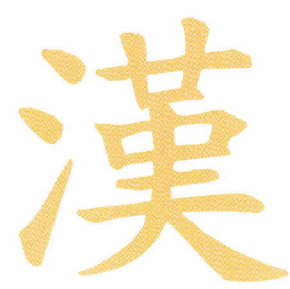

Die wohl tuende Reinigung des Körpers

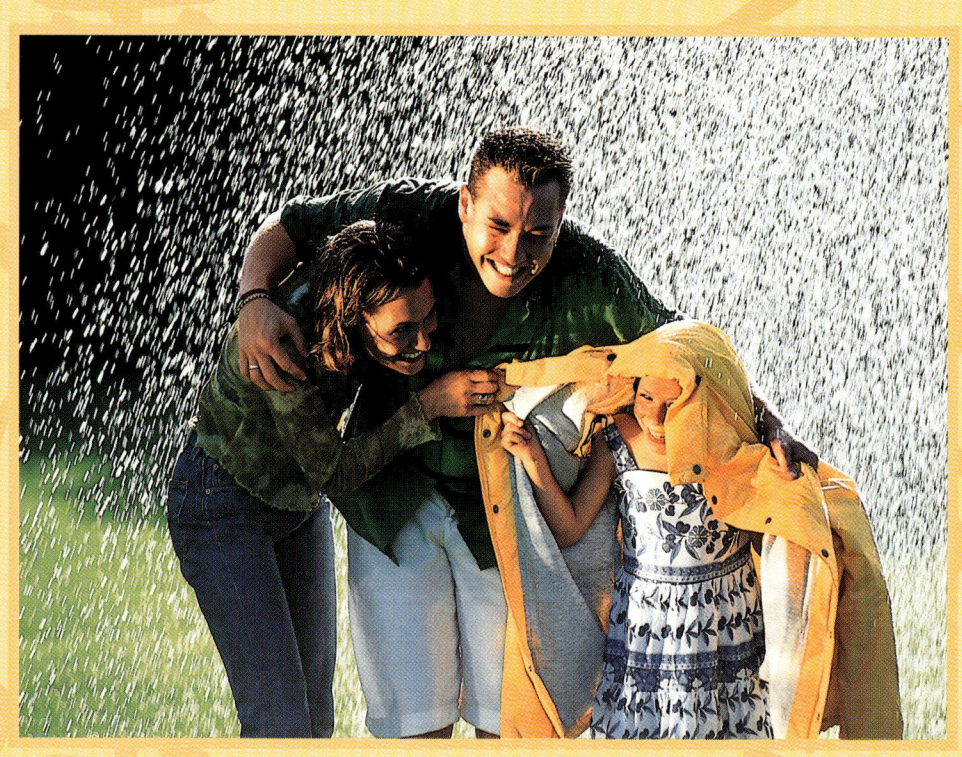

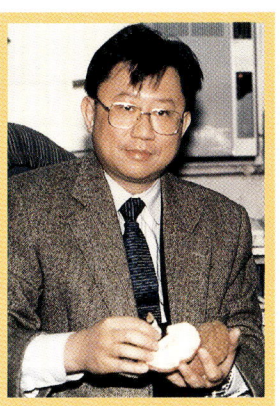

Interview mit PROF. DR. RUEY-SHYANG HSEU

Zur Person: Professor Ruey-Shyang Hseu arbeitet am Departement für Chemie an der National University in Taiwan. Seine Dissertation befasste sich mit der Identifikation verschiedener Reishi-Arten und -Unterarten. Prof. Hseu gilt weltweit als führender Experte für Reishi-Pilze.

Angesichts der Nachzuchtmöglichkeit des Reishi-Pilzes stellt sich die Frage: Welcher Typ ist effektiver – der wild gewachsene oder der gezüchtete?

Prof. Hseu: Es ist eine allgemein verbreitete Ansicht, dass der in der freien Natur vorkommende Pilz der bessere sei. Das stimmt aus folgenden Gründen nicht: Um in der freien Natur optimal reifen zu können, müssen Luftfeuchtigkeit und Temperatur, die Lichtintensität sowie die Ernährung des Pilzes optimal sein. Dazu kommt, dass er Käfern und Insekten ausgesetzt ist.

Sie werden also verstehen, dass eine konstante Qualität des Pilzes in Nachzuchtfarmen leichter zu erzielen ist. Dazu kommt, dass der Pilz nur zwei Monate braucht, um zu reifen. Danach beginnt er zu verholzen und die wirksamen Inhaltsstoffe nehmen mit der Zeit auch ab.

Dann stimmt also die Aussage, ein tausend Jahre alter Pilz sei besonders wirkkräftig, nicht?

Prof. Hseu: Solche Behauptungen stimmen nicht und stammen aus netten Märchenerzählungen.

Mit welchen Reaktionen des Organismus haben wir nach der Einnahme von Reishi-Extrakten zu rechnen?

Prof. Hseu: Der Pilz hat eine beruhigende Wirkung, was wiederum einen erholsamen Schlaf nach sich zieht. Ruhiger Schlaf ist der Ausdruck für seelische und körperliche Ausgeglichenheit – beides wird durch den Pilz verbessert. Nach Beginn der Einnahme kann es vorkommen, dass die ursprünglichen Symptome der Krankheit sich verstär-

ken, was aber durch den Reinigungsprozess erklärbar ist, den Reishi im Organismus in Gang setzt. Erscheinungen wie ein nach Farbe und Geruch veränderter Stuhl oder Urin sind normal.

Das ist nicht anderes als ein Zeichen dafür, dass die Schadstoffe aus dem Körper ausgeschwemmt werden. Bei einigen wenigen Menschen kann es anfänglich zu leichtem Durchfall kommen sowie zu leichten Hautunreinheiten und Schweißausbruch.

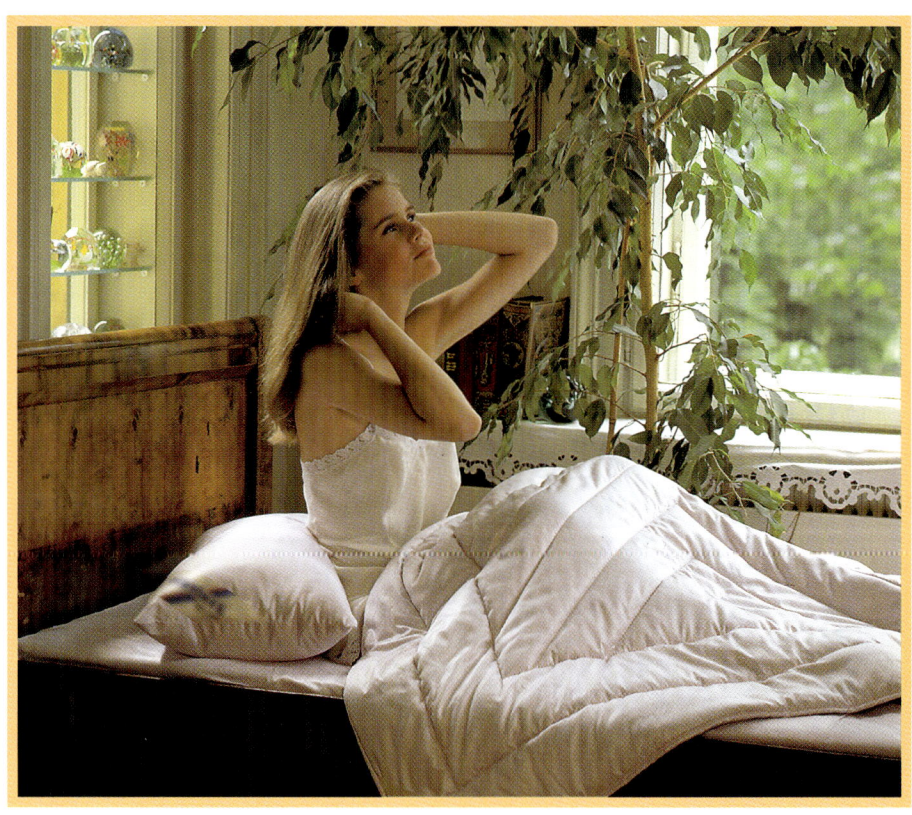

Nun glauben aber manche Menschen nach dieser Symptomatik, dass ihnen Reishi nicht gut bekommt und setzen deshalb die Therapie ab.

Prof. Hseu: Noch einmal – das ist eine natürliche Erscheinungsform und nichts anderes als die Reinigung des Organismus. Keinesfalls ist es aber eine unerwünschte Nebenwirkung. Eine solche ist bei Reishi völlig unbekannt.

Wie hoch sollte nun die tägliche Dosierung sein?

Prof. Hseu: Eine schwierige Frage. Zunächst muss man sich klar sein, dass Reishi nur

positive Wirkungen hat und keine negativen Nebenwirkungen nach sich zieht, wie wir bereits festgestellt haben.

Dies wird bereits seit Jahrtausenden in der Traditionellen Chinesischen Medizin beobachtet und auch durch neueste analytische Methoden bestätigt. Die tägliche Dosierung hängt vom physischen Zustand des jeweiligen Menschen ab.

Deshalb ist es auch schwierig, einen allgemeinen Standard festzulegen. Als Faustregel, die auf jahrelangen Beobachtungen beruht, aber gilt: Eine höhere tägliche Dosierung ist nicht nur effektiver, sondern auch wirtschaftlicher als eine niedrige.

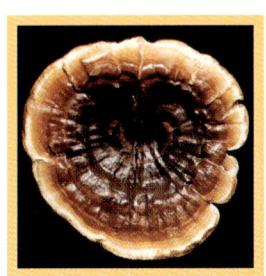

REISHI UND HERZ-KREISLAUF-ERKRANKUNGEN

Dr. Hörtnagl bei der Kontrolle von Sportlern nach Langzeiteinnahme von Reishi.

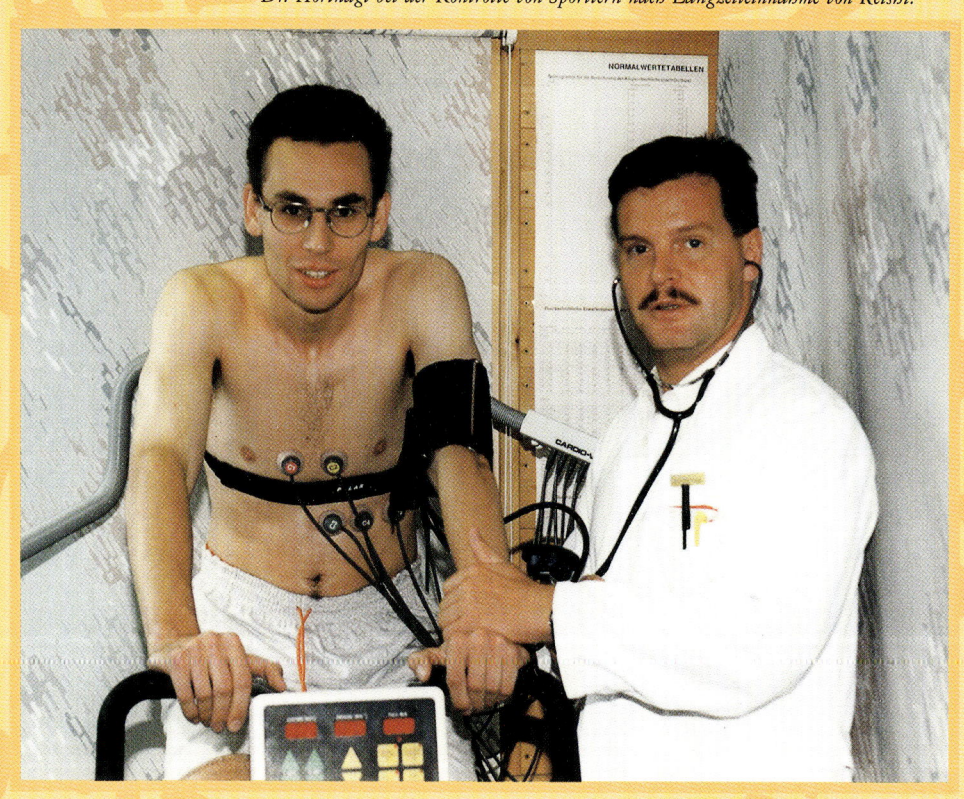

In den Kapiteln »Und er wirkt doch«, »Schlag auf Schlag«, »Zug um Zug« und »Stärkt die Muskeln« haben wir jene Bereiche aufgelistet, in denen nach empirischen Untersuchungen die Wirksamkeit des Reishi-Pilzes nachgewiesen wurde. Im Folgenden behandeln wir zwei von mehreren Krankheitsbildern, bei denen der Ganoderma lucidum analytisch nachweisbar wirksam ist. Das sind Herz-Kreislauf- sowie Krebserkrankungen.

Bereits im zweiten Jahrtausend vor Christus, zur Zeit der Ming-Dynastie, verabreichten Gelehrte jenen Menschen Reishi, die über Beklemmungen und ein Engegefühl in der Brust klagten. In der chinesischen Medizin war und ist man überzeugt, dass Reishi einen positiven Einfluss auf das »Qi« des Herzens ausübe: Der Pilz ist in der Lage, das Herz von drückenden Lasten zu befreien.

Reishi

● beugt Arteriosklerose vor,

● schützt präventiv vor Herzinfarkt und Schlaganfall,

● reguliert den Blutdruck,

● verbessert die Fließeigenschaften des Blutes,

● senkt überhöhte Triglyzeridwerte,

● hemmt die Blutgerinnung und verringert so die Gefahr von Thrombosen,

● senkt den Cholesterinspiegel,

● lindert Herzrhythmusstörungen.

Einige Forscher berichten von einer faszinierenden und erstaunlichen »biologischen Intelligenz«: Die Wirkung des Pilzextraktes variiert mit dem Gesundheitszustand. Reishi scheint zu »erkennen«, was ein Organismus in einer bestimmten Situation benötigt. Je schlechter der Gesundheitszustand, desto stärker seine Wirkung.

Moderne Zivilisationskrankheit

Herz-Kreislauf-Erkrankungen haben ihre Ursachen in der Störung des Blutkreislaufes.

Blut hat die Aufgabe, Sauerstoff und Nährstoffe in die verschiedenen Körperregionen zu transportieren. Manche Blutgefäße sind von vornherein sehr dünn, hundertmal dünner als ein menschliches Haar. Es besteht die Gefahr, dass die Gefäße verlegt bzw. verstopft werden oder dass das Blut zu dickflüssig ist, um die feinen Kanäle zu durchströmen. Ist das der Fall, so sind die betroffenen Körperregionen sauerstoff- und nährstoffunterversorgt.

Das Blut hat aber auch die Aufgabe, Giftstoffe und Abfallprodukte des Stoffwechsels über das Venensystem abzutransportieren. In der Leber und in den Nieren beispielsweise werden sie entgiftet oder ausgeschieden.

Arteriosklerose spielt bei der Entstehung von Herzerkrankungen eine entscheidende Rolle. Arterien verhärten und verspröden: Ablagerungen innerhalb der Gefäße behindern das Fließen des Blutes.

Die Ursachen sind häufig in falschen Ernährungsgewohnheiten zu suchen: Viele Menschen ernähren sich unausgewogen. Sie essen zu viel, vor allem zu viel tierisches Fett. Dazu kommen weitere Risikofaktoren wie Bewegungsmangel, Übergewicht, Stress, psychische Belastungen, Bluthochdruck, Alkohol und Nikotin.

Arteriosklerose erhöht das Risiko, einen Herzinfarkt oder Schlaganfall zu erleiden, dramatisch. Ein Herzinfarkt entsteht, wenn ein Blutgerinnsel eine Ader an den Herzkranzgefäßen verstopft und Teile des Herzmuskels absterben.

Bei einem Schlaganfall ist das Gehirn betroffen.

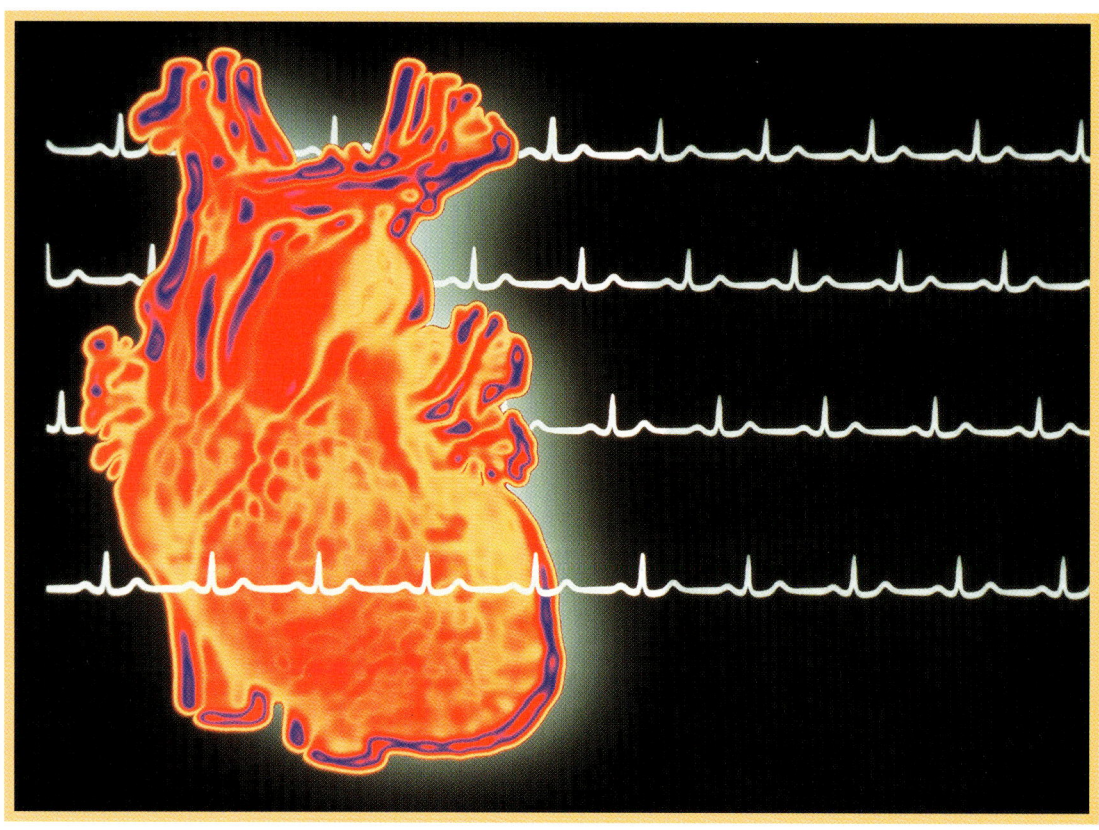

Neben Krebs zählen Herz-Kreislauf-Erkrankungen zu den häufigsten Todesursachen in den Industrieländern: Statistiken zufolge stirbt jeder Zweite daran.

Reishi bekämpft Müdigkeit

Chinesische Wissenschaftler stellten im Rahmen von Untersuchungen fest, dass sich der Zustand von Patienten durch Reishi-Gabe in Bezug auf die folgenden Symptome deutlich verbesserte:

- Herzrhythmusstörungen bei 60 % der Patienten

- Kurzatmigkeit bei 72,5 %

- Angina pectoris bei 84,4 %

- Druckgefühl in der Brust bei 90,4 %

- Kopfschmerz und Schwindel bei 86,7 %

- Kältegefühl bei 73,9 %

- Schlafstörungen bei 77,8 %

- Müdigkeit bei 77,8 %

Für den bemerkenswerten Einfluss auf das Herz-Kreislauf-System sind nach Ansicht der Experten die Triterpene verantwortlich – über 100 verschiedene Arten wurden im Reishi nachgewiesen. Triterpene sind ölige Substanzen, die beispielsweise in Harzen, Pflanzensäften, im Holz oder eben in Pilzen vorkommen. Sie verleihen ihnen auch ihren charakteristischen Geruch.

Reishi und Blutdruck

Nach Angaben der Weltgesundheitsorganisation WHO gilt ein systolischer Blutdruck von über 139 und ein diastolischer von über 89 als hoch. Ein systolischer Blutdruck von 100 wird als niedrig angesehen.

Abweichungen vom Normwert werden als Hypertonie (Bluthochdruck) bzw. Hypotonie (zu niedriger Blutdruck) bezeichnet. Viele Menschen leiden vor allem unter zu hohem Blutdruck und riskieren schwer wiegende Folgeschäden wie etwa Herzinfarkt und Schlaganfall.

Zahlreiche klinische Studien und auch Tierversuche wurden durchgeführt, um die Wirkung von Reishi in diesem Zusammenhang zu erforschen.

In der Universitätsklinik von Tokio wurden 53 Bluthochdruck-Patienten mit Reishi therapiert.
Täglich wurden je 6 Tabletten mit 240 mg Pilzextrakt verabreicht.
Die Ergebnisse sprachen für sich: In weniger als 6 Monaten hatte sich nicht nur der Blutdruck der Patienten stabilisiert, auch der Cholesterinspiegel der Testpersonen war deutlich gesunken. Nebeneffekte wurden keine beobachtet.

Blutdruckstörungen sind oft mit Beschwerden wie Schwindel, Müdigkeit oder Kopfschmerzen verbunden. Auch in dieser Hinsicht verschaffte die Therapie weitgehend Abhilfe.

Wissenschaftler machen das Gewebshormon Angiotensin für den Bluthochdruck verantwortlich. Damit dieses Hormon gebildet werden kann, wird ein Enzym, das Angiotensin Converting Enzym (ACE), benötigt.

Triterpene, die aus Reishi isoliert wurden, hemmen die Bildung dieses ACE. Folglich sinkt der Blutdruck oder bleibt zumindest stabil.

Reishi senkt den überhöhten Cholesterinspiegel

Cholesterin ist eine Substanz, die eine fettähnliche Struktur besitzt. Der Organismus benötigt Cholesterin, um Zellwände oder bestimmte Hormone aufzubauen.

Ein Cholesterinwert von 130 – 200 mg/dl gilt als normal. Überhöhte Werte fördern

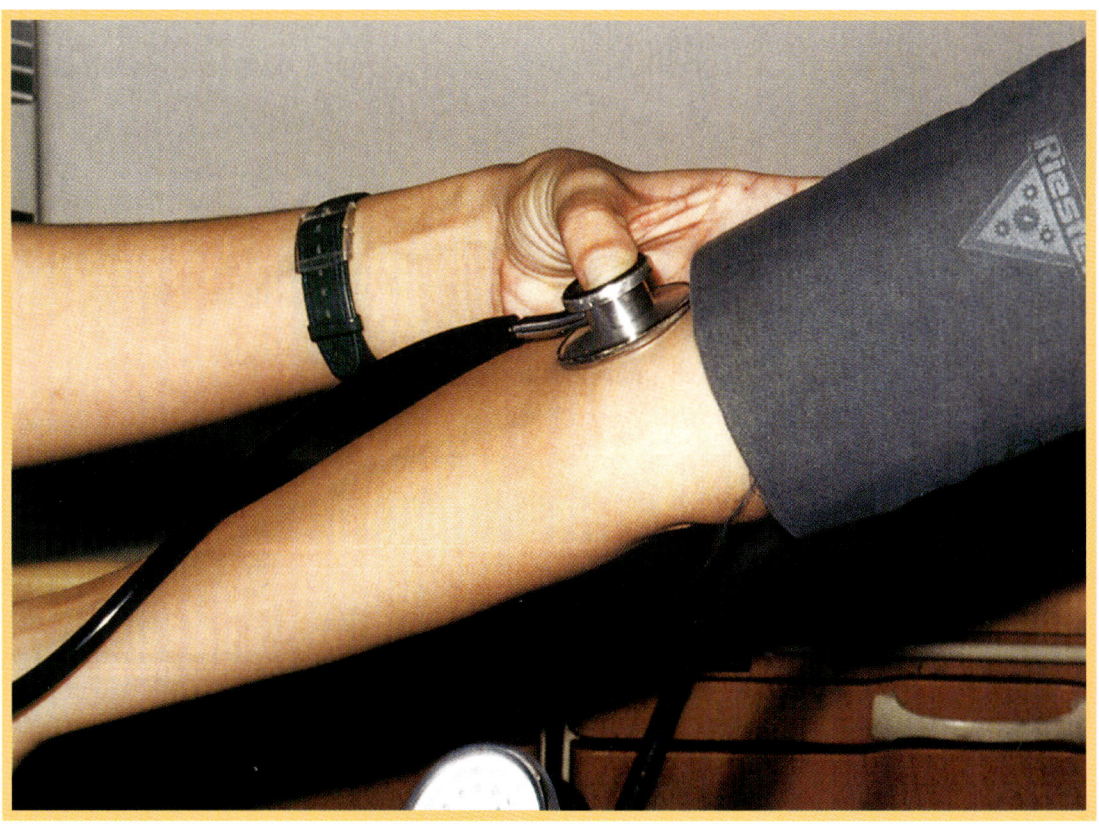

bekanntlich die Arteriosklerose: Schlaflosigkeit, Angstzustände, Herzrasen, Schwindel oder Müdigkeit können mögliche erste Anzeichen dafür sein. Hohe Cholesterinkonzentrationen im Blut belasten das Herz, da sich das Blut verdickt. Der Herzmuskel muss das viskose Blut kräftiger durch die Gefäße pumpen, um die Versorgung der Extremitäten zu gewährleisten. Erhöhter Blutdruck ist die Folge.

Man unterscheidet zwei Arten von Cholesterin: Das HDL (High Density Lipoprotein), das sich positiv auf den Organismus auswirkt und als »gutes« Cholesterin bezeichnet wird. Das LDL (Low Density Lipoprotein), das »schlechte« Cholesterin, wird für Herz-Kreislauf-Erkrankungen verantwortlich gemacht.

Im Rahmen eines wissenschaftlichen Experiments wurden vergleichende Studien an Mäusen durchgeführt. Gruppe I wurde besonders fettreich ernährt. An Gruppe II wurde fette Kost in Kombination mit Reishi verfüttert. Gruppe III wurde normal ernährt.

Die Tiere aus Gruppe I zeigten schon nach wenigen Tagen stark erhöhte Cholesterin- und Blutfettwerte. Die Blutwerte jener Tiere, die Reishi gefressen hatten, waren trotz fetter Ernährung gleich geblieben und

stimmten mit jenen aus Gruppe III überein. Nach 2 Monaten waren die Versuchstiere aus Gruppe I an Arteriosklerose und Fettleber erkrankt. Ihr Gesundheitszustand hatte sich gegenüber dem der Vergleichstiere massiv verschlechtert.

Untersuchungen in einer Klinik in Tianjin (China) bestätigten: Bei 70 % der betroffenen Patienten hatte sich der überhöhte Cholesterinspiegel binnen dreier Monate normalisiert.
Die besten Ergebnisse wurden bei jenen Patienten erzielt, die zusätzlich viel Bewegung machten und fettarme Kost bekamen. Aber selbst bei jenen, die viel tierisches Fett konsumierten, war eine deutliche Verbesserung zu beobachten.

Bemerkenswert in diesem Zusammenhang ist, dass sich die (guten) HDL-Werte erhöhten, wohingegen die (schlechten) LDL-Werte abnahmen.

Andere Studien zeigen, dass Reishi weitere positive Veränderungen bewirkt. Pigmentflecken verschwanden, das Gewebe wurde straffer, die Haut wirkte glänzender, Zahnerkrankungen traten seltener auf und die Patienten litten weniger an Gefäßerweiterungen wie etwa Hämorrhoiden. Diese Veränderungen sind durch eine deutlich effektivere Blutzirkulation bedingt.

REISHI UND KREBS

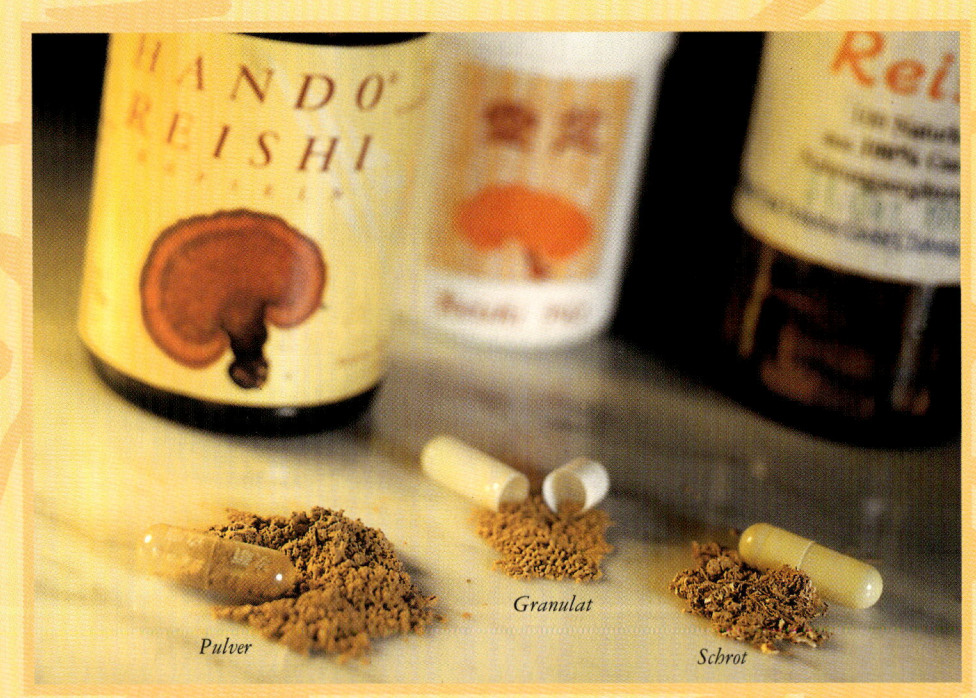

Pulver

Granulat

Schrot

Studien an Mäusen, erstellt vom Nationalen Institut für Krebsforschung in Tokio, lieferten überraschende und viel versprechende Ergebnisse:

50 % der bösartigen Tumorerkrankungen waren nach 10-tägiger Behandlung mit hohen Dosen (200 mg/kg/Tag) Reishi-Extrakt vollkommen verschwunden. Geringere Dosen hemmten das Tumorwachstum bei 100 % der Versuchstiere. Giftige Nebenwirkungen wurden keine beobachtet.

Für die Forscher aus Japan, China und Korea stellte sich nun die Frage, ob sich die Beobachtungen im Tierversuch beim Menschen bestätigen würden. 1979 veröffentlichte Kosai Matsumotto II das erste Reishi-Buch in englischer Sprache: The Mysterious Reishi Mushroom. Seine Studien erregten auch im Westen Aufsehen. Der bekannteste Spezialist auf diesem Gebiet ist jedoch Dr. Fukumi Morishige.
Er untersucht in Langzeitstudien seit 30 Jahren die Wirkung von Reishi auf Krebspatienten. Auf der Grundlage dieser Forschungstätigkeit wird Reishi von der Regierung in Japan offiziell als Heilmittel anerkannt.
Auch wenn in Einzelfällen von vollständiger Heilung bösartiger Krebserkrankungen berichtet wird, darf das Pilzextrakt nicht als Wundermittel gegen Krebs betrachtet werden. Es wird aber als Begleitmedikament zu herkömmlichen Krebstherapien wie Chemo- oder Strahlentherapie ausdrücklich empfohlen.

Darüber hinaus hat sich Reishi in der Krebsvorsorge bewährt. Die Ergebnisse sind, wie eine genauere Betrachtung der Studien Dr. Morishiges zeigt, ermutigend.

Dr. Morishige ist ein bekannter japanischer Arzt und Chirurg und Mitglied des renommierten Linus Pauling Institute of Science and Medicine in den USA. Er ist Herzspezialist und seit Jahrzehnten in der Vitamin-C-Forschung tätig. Er verabreichte seinen Patienten nach Operationen hohe Dosen des Vitamins und stellte fest, dass ihre Wunden besser heilten. Eine Begegnung mit Nobelpreisträger Linus Pauling regte ihn dazu an, den Einfluss von Vitamin C (Ascorbinsäure) auf Krebskranke zu untersuchen.

Im Rahmen dieser Tätigkeit war er mit vielen unheilbar Kranken konfrontiert. Die Begegnung mit einer Patientin sollte seine Arbeit und sein Forschungsinteresse grundlegend verändern:

»Im Juni 1986 kam eine 39 Jahre alte Frau zu mir. Sie hatte Lungenkrebs und Metastasen in der Brust. In verschiedenen Krankenhäusern hatte man eine Operation bereits abgelehnt. Sie wurde als hoffnungsloser Fall entlassen. Ihr Mann verabreichte ihr zu Hause Reishi-Tee«.

»Schon früher«, betont Dr. Morishige, »habe ich von Patienten und deren Angehörigen von den positiven Wirkungen des Reishi-Pilzes gehört. Aber ich bin Arzt. Ich hielt einen bescheidenen Effekt bei einigen chronischen Krankheiten für möglich, aber bei Krebs, das schien mir maßlos übertrieben.«

Als er die Patientin nach sechs Monaten erneut untersuchte, war er mehr als verwundert: Das Ödem in der Brust war völlig verschwunden. »Für jemanden, der bereits sein Begräbnis vorbereitet hat und auf den Tod wartet, ist es unglaublich, wieder Hoffnung zu schöpfen«, meint der Wissenschaftler. »Das Lungenröntgen zeigte eine deutlich bessere Situation als noch vor 6 Wochen, auch wenn der Tumor noch da

war, so war er zumindest nicht gewachsen. Die Patientin hatte keine andere Therapie gemacht. Sie war sicher, dass die Verbesserung ihres Zustandes auf Reishi zurückzuführen war. Sie hatte täglich ca. 4 Gramm, eine ziemlich hohe Dosis, zu sich genommen.«

Durch einen weiteren Fall wurde Dr. Morishiges Interesse an Reishi geweckt. Ein 5-jähriger Junge litt seit seiner Geburt an Leberkrebs. Der betreuende Arzt beurteilte die Situation als hoffnungslos und brach die Behandlung ab. Der Junge wurde nach

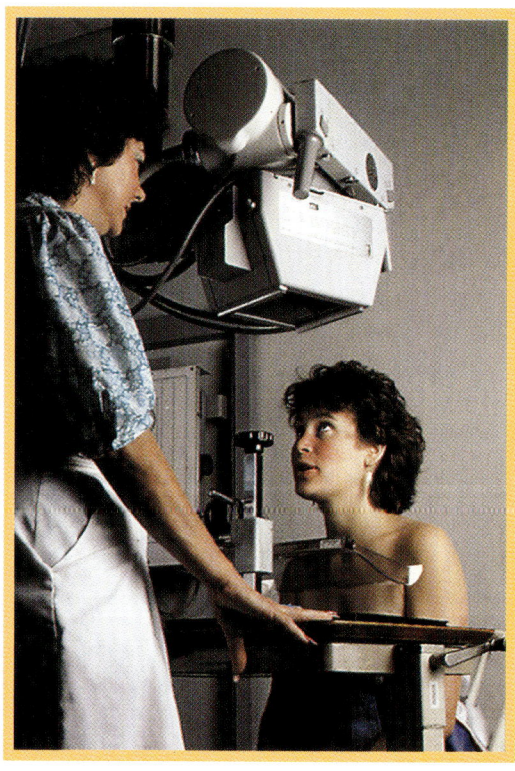

80

Hause entlassen, wo ihm seine Eltern Reishi verabreichten. »Der Junge kam zu mir, als er 9 Jahre alt war. Ich konnte kein Krankheitsbild erkennen.« Er hatte keine Behandlung neben der Reishi-Therapie erhalten.

»Es ist offensichtlich«, folgerte der Arzt, »dass Reishi weiteres Forschungsinteresse verdient.«

Seit diesen ersten - eher zufälligen - Begegnungen mit der Heilkraft des Pilzes hat Dr. Morishige in Zusammenarbeit mit Forschern aus dem In- und Ausland mehrere hundert Patienten über lange Zeiträume hin betreut. Eine Behandlung durch schulmedizinische Krebstherapie in Kombination mit Reishi und Vitamin C erweist sich demnach als besonders wirksam. Eine Heilung nur durch Pilz-Therapie – das muss ausdrücklich betont werden – gilt als unwahrscheinlich. Eine Therapie, die nur auf Reishi basiert, wäre daher nicht zu verantworten. Tatsache aber ist, dass inzwischen viele Patienten erfolgreich behandelt wurden.

Der Einfluss von Reishi auf den krebskranken Organismus

<u>Reishi</u>

- wirkt antitumoral und immunstimulierend,

- stärkt die körpereigenen Abwehrkräfte,

- verringert die Gefahr von Infektionen,

- wirkt lebensverlängernd,

- verringert Nebenwirkungen von Chemo- und Strahlentherapie wie Müdigkeit, Appetitmangel und Haarausfall,

- wirkt schmerzlindernd,

- fördert die Regeneration,

- verbessert die psychische Befindlichkeit,

- verringert die Gefahr von Metastasierung,

- erhöht die Lebensqualität,

- beugt Krebserkrankungen vor.

Wie wirkt Reishi? Zellbiologische und biochemische Aspekte

Die Wirkungsweise ist noch nicht in allen Aspekten erforscht. Reishi und Reishi-verwandte Pilze enthalten als aktive Wirkstoffe Polysaccharide, Vielfachzucker.

Es handelt sich dabei um große Moleküle, die aus unzähligen, ringförmigen Zuckerbausteinen aufgebaut sind. Sie zählen zur Gruppe der »β-D-Glucane«. Auf Grund ihrer Größe und ihres hohen Molekulargewichtes (zwischen 10.000 und 150.000 Unit) können sie nur schwer vom Körper aufgenommen werden. Die langen Molekülketten müssen – um biologisch wirksam zu sein – in kleinere Bruchstücke aus zwei bis sechs Zuckereinheiten gespalten werden. Diese werden Oligosaccharide genannt. Dabei spielt, wie Dr. Morishige zeigen konnte, das Vitamin C eine entscheidende Rolle.

Gehirn-Tumor im MR

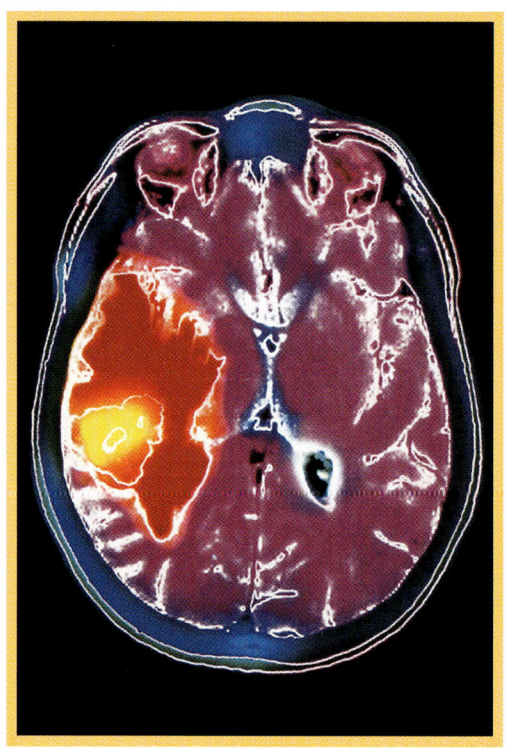

Die Reishi-Poly- bzw. -oligosaccharide erhöhen die Zellaktivität des Immunsystems. Dieses schützt den Organismus bekanntlich vor körperfremden Substanzen, vor allem vor Bakterien und Viren. Verschiedene Formen weißer Blutkörperchen (Lymphozyten) sind dabei aktiv.

Das Immunsystem hat unterschiedliche Strategien entwickelt, um mit körperfremden Substanzen, so genannten Antigenen, fertig zu werden:

1. Es produziert als Immunantwort Antikörper (Immunglobuline). Der Organismus produziert 5 Gruppen von Immunglobulinen (Ig): IgG, IgA, IgD, IgE, IgM. Nach Aufnahme von Reishi lässt sich eine deutliche Veränderung von IgA, IgG und IgM beobachten. Das beweist, dass Reishi das Immunsystem aktiviert und die körpereigenen Abwehrkräfte erhöht (Morishige).

2. Sind Körperzellen von Viren, Parasiten oder eben von Krebs befallen, wird eine zelluläre Immunantwort ausgelöst: T-Zellen, so genannte Makrophagen, »Fress- bzw. Killerzellen« werden aktiviert. Auch wenn Makrophagen nur ein Zehntel der Größe einer Krebszelle aufweisen, ist es ihre Aufgabe, diese zu zerstören. Im gesunden Organismus sind T-Zellen normalerweise inaktiv. Reishi-Polysaccharide aktivieren sie und helfen so dem Körper sich selbst zu helfen.

Die Bedeutung von Vitamin C

Patienten, denen Reishi hoch dosiert verabreicht wird, leiden häufig an Durchfällen. Die Beschwerden können deutlich verringert werden, wenn zusätzlich bis zu 10 Gramm Vitamin C täglich eingenommen werden. Ganz allgemein scheint das Vitamin die Wirkung von Reishi zu verstärken. Polysaccharide werden vermehrt in Oligosaccharide gespalten. Dies erhöht die Verfügbarkeit des Wirkstoffes im Biosystem.

Damit erklärt Dr. Morishige auch, warum Reishi im Tierversuch bessere Ergebnisse liefert. Tiere sind – im Gegensatz zum Menschen – in der Lage, selbst Vitamin C zu produzieren.
Der Mensch ist darauf angewiesen, den Vitaminbedarf über die Nahrung (vor allem Obst und Gemüse) zu decken. Es ist daher sinnvoll, eine Reishi-Therapie mit Vitamin C zu kombinieren.

Nach Empfehlungen der Deutschen Gesellschaft für Ernährung liegt der Bedarf an Vitamin C bei täglich 75 mg. Es gibt jedoch zahlreiche Forschungen, die auf positive Effekte einer höheren bis hohen Vitamin-C-Gabe hinweisen. Bekannt ist unter anderem auch, dass Vitamin C zu jenen Antioxidantien gehört, die Freie Radikale bekämpfen. Freie Radikale begünstigen die Krebsentstehung. Wenn man – im Krankheitsfall nach Absprache mit dem Arzt – mehrere Gramm Vitamin C einnehmen will, muss man die Dosis auf mehrere Einnahmen täglich verteilen.

Nimmt man zu viel Vitamin C in einer Dosis, kann es zu starken Durchfällen kommen. Verdauungsstörungen sind gerade bei Krebspatienten höchst unerwünscht.

Aber nicht nur das – der Körper nimmt viel Vitamin C in einer Gabe nicht auf und scheidet es blitzschnell wieder aus.

Die Frage der Dosierung

Den meisten Krebspatienten werden nach ärztlicher Anweisung täglich zwischen 2 und 10 Gramm Reishi-Extrakt verabreicht. In besonders schweren Fällen wurde die Dosis bis auf 20 Gramm erhöht. Dazu werden zwischen 6 und 12 Gramm Vitamin C eingenommen.

Bei vielen Fällen von Lungen-, Brust-, Darm-, Leber-, Nieren- und Bauchspeicheldrüsenkrebs sowie Gehirntumoren konnten nach vorangegangenen Operationen und anschließender Reishi-Vitamin-C-Therapie gute Erfolge erzielt werden.

In der Vorsorgemedizin sind bereits geringe Dosen wirksam.

Krebsvorsorge durch Reishi

Die beste Möglichkeit, sich vor Krebs zu schützen, ist, die eigene Immunabwehr zu stärken. »Und die beste Methode dazu ist gegenwärtig Reishi«, ist Dr. Morishige überzeugt und verweist auf seine jahrzehntelange Erfahrung im Bereich der Präventivmedizin. Gerade bei Krebserkrankungen ist die Früherkennung besonders wichtig und erhöht die Heilungschancen.

Diese ist aber selbst bei monatlicher Kontroll- und Vorsorgeuntersuchung nicht immer gewährleistet. Karzinome sind oft schwer zu diagnostizieren. So würden, führt Dr. Morishige beispielhaft an, 25 % der Fälle von Magenkarzinomen im Frühstadium nicht als solche erkannt. Vorsorgen sei also besser als Heilen. Da das Reishi-Extrakt keinerlei schädliche Nebenwirkungen hat, kann und soll es auch von gesunden Menschen prophylaktisch eingenommen werden.

Der einzige Nachteil: Es schmeckt leicht bitter. Reishi ist ein wirksames Vorsorgemittel gegen Neuerkrankungen und auch gegen Rückfälle bei jenen Patienten, die erkrankt waren und den Krebs überwunden haben.

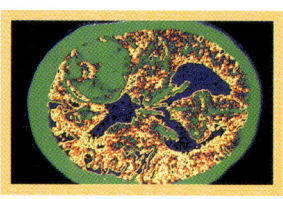

Fallstudien

Dr. Morishige beschreibt in seinen Studien einzelne Beispielfälle:

1. Ein Patient mit Gehirntumor hat nach nur 2 Monaten das Bewusstsein wiedererlangt:
Ein über 70-Jähriger hatte auf Grund eines 5 cm großen Gehirntumors das Bewusstsein verloren. Die Operation war erfolglos. Nach einer Reishi-Behandlung mit 6 Gramm Extrakt täglich war eine Verkleinerung des Tumors auf einen Zentimeter zu beobachten. Der Patient hatte sein Gedächtnis wiedererlangt, konnte das Spital verlassen und mit seiner Familie leben.

2. Eine Patientin mit Brustkrebs konnte geheilt werden:
Die Patientin konnte sich vom Kopf abwärts nicht mehr bewegen, da sich in den Knochen Metastasen gebildet hatten. Ihre Schmerzen waren unerträglich. Mit einer extrem hohen Reishi-Dosis (9 – 20 Gramm) war sie innerhalb von zwei Monaten schmerzfrei. Als sie wieder gehen konnte, wurde sie aus dem Spital entlassen.

3. Ein Darmkrebs, der bereits die Leber befallen hatte, bildete sich in 6 Monaten zurück:
Als der Tumor nach der Behandlung nur noch einen Zentimeter groß war, glaubte der Computer-Tomographie-Spezialist vorerst, dass es sich um einen Fehler bei der Aufnahme handeln müsse. Der Patient hatte sich gut erholt und sein Gesundheitszustand hatte sich deutlich verbessert.

4. Ein Patient, der an Bauchspeicheldrüsenkrebs erkrankt ist, kann wieder gehen:
Ein 60-jähriger Mann war in einem schlimmen Zustand und hatte laut Befund nur noch kurze Zeit zu leben. Ihm wurden täglich neun Gramm Reishi und 30 Gramm Vitamin C intravenös injiziert. Der Patient hatte sich schon bald erholt und verschiedenste Untersuchungen waren ohne Befund. Er konnte nach Hause gehen und setzt die Behandlung mit fünf Gramm täglich fort. Alle zwei Wochen kommt er zur Kontrolle ins Spital.

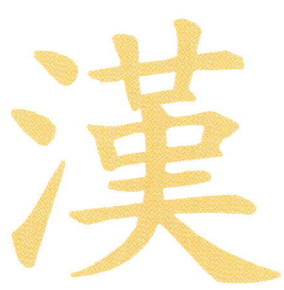

REISHI GEGEN UMWELT-VERSCHMUTZUNG

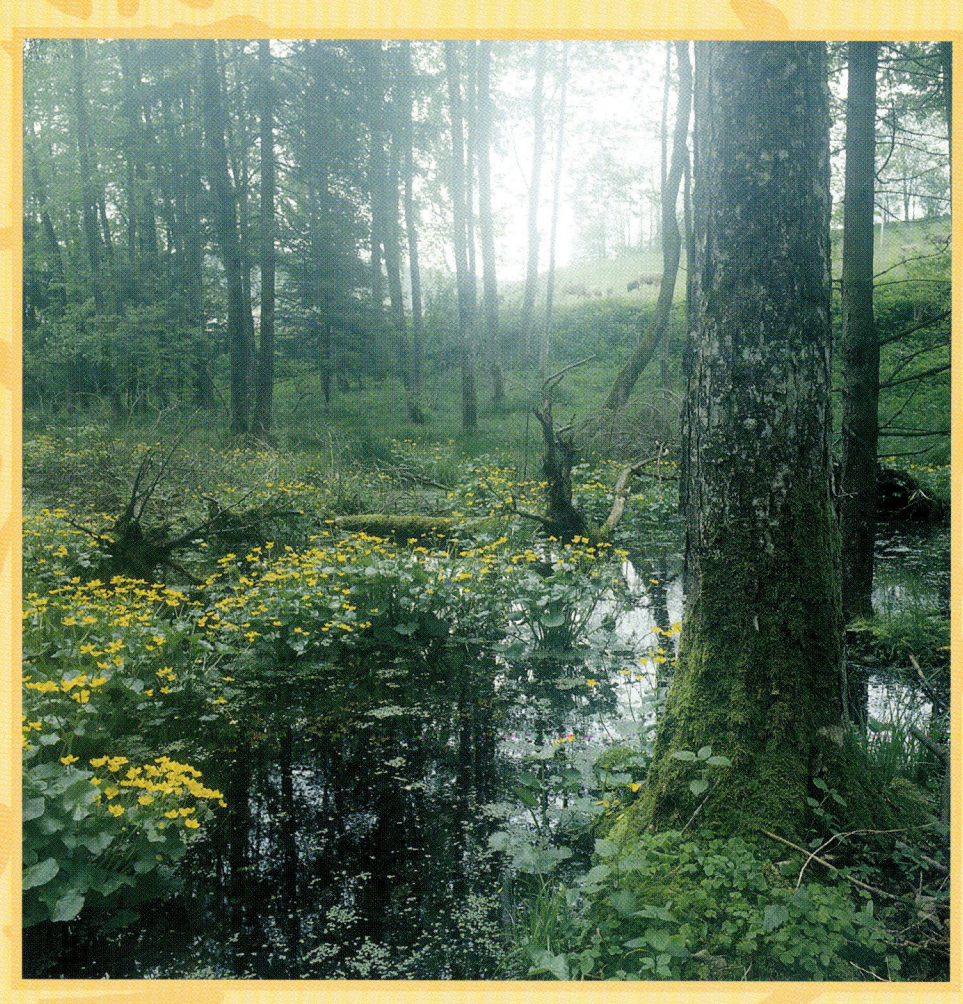

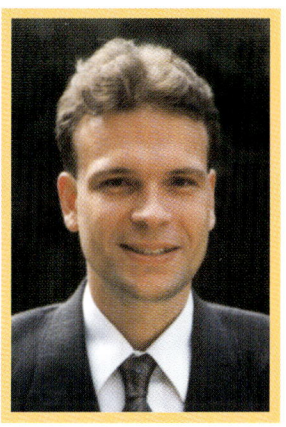

Interview
mit
DR. GEORG GÜBITZ

Zur Person: Dr. Gübitz studierte Biochemie
in Graz, verbrachte 2 Jahre an der Univer-
sity of British Columbia in Kanada mit
Forschung über Holzpilze und deren
Einsatzmöglichkeiten. Heute arbeitet
Dr. Gübitz als Wissenschaftler am Institut
für Mikrobiologie an der Technischen
Universität Graz.

**Sie erforschen am Institut für Mikro-
biologie und Abfalltechnologie an der
Technischen Universität Graz den
Einsatz von Pilzen, unter anderem den
des Reishi, zur Abwasserreinigung.
Was ist der Hintergrund für diese
Themenstellung?**

Dr. Gübitz: Es gibt allein in der Textilindustrie weltweit über 150.000 verschiedene Farbstoffe, die eingesetzt werden und
die in Südeuropa, vor allem aber in den
Entwicklungsländern direkt in das Abwasser gelangen.

Zudem muss man wissen, dass oft nur ein
Bruchteil des Färbestoffes an das jeweilige
Textil gebunden wird. Wenn man nun auch

noch bedenkt, in welchen Mengen Färbe-
mittel eingesetzt werden und dass man hundert Liter Wasser braucht, um ein einziges
Kilogramm Textilien zu verarbeiten, dann
kann man sich eine Vorstellung von den
Dimensionen des Problems machen. Freilich:
Wir, die wir in den Alpen über ausreichend
Wasser verfügen, haben diesbezüglich bislang noch kein wirkliches Problembewusst-
sein entwickelt. In anderen Ländern, z. B. in
den Niederlanden, hingegen ist der Wasser-
preis in der Textilindustrie schon ein wesent-
licher Kostenfaktor. Stellen wir also klar:
Neben dem Versuch, den Wasserverbrauch
zu verringern, muss es ein Ziel sein, das
Wasser wieder zu reinigen um es wieder
benutzen zu können.

Was ist nun aber die Verbindung zum Reishi?

Dr. Gübitz: Es handelt sich beim Ganoderma lucidum um einen Holz abbauenden Pilz. Das funktioniert folgendermaßen: Zunächst scheidet Reishi Enzyme aus, die im Stande sind, sowohl die Zellulose als auch das Lignin – das ist der »Zement« des Baumes – zu zerlegen. Die Pilze »fressen« die zerkleinerten Bestandteile dann auf. In der Fachsprache nennen wir dies »metabolisieren«. Und nun wissen wir, dass das Lignin in seinem Aufbau den Farbstoffmolekülen, die wir aus der Textilindustrie kennen, sehr ähnlich ist. Womit klar ist: Was der Reishi beim Baum kann, nämlich ihn zu zerfressen, das kann er auch mit den im Abwasser nicht erwünschten Farbstoffen machen.

Könnte man Reishi im größeren Maßstab auch im Umweltschutz einsetzen? Und vor allem: Könnte sich das rechnen?

Dr. Gübitz: Wir unterscheiden beim Pilz zwischen zwei verschiedenen Wachstumsstadien. Das eine wäre die Bildung des Fruchtkörpers. Das ist jenes bereits weit fortgeschrittene Stadium, das für die Medizin interessant ist. Uns würde hingegen das Myzelium mit seinen Enzymen allein genügen. Das ist eine Art fadenartige Struktur, die wir nicht sehen.

Bringen wir es noch einmal auf den Punkt: Kann sich solch eine Myzelreinigung gegen die chemische Methode in Bezug auf die Kosten durchsetzen?

Dr. Gübitz: Technisch gesehen ist der Einsatz solcher Biokatalysatoren absolut möglich und er macht auch Sinn. Denn es liegt eben im Wesen des Katalysators, eine bestimmte Wirkung zu zeigen, ohne dass er gleich selbst verbraucht würde. Eine eventuelle Anwendung hängt aber sehr stark von der Gesetzgebung ab. Am billigsten ist es freilich gar nichts zu unternehmen. Die zweitbilligste Lösung wären Chemikalien und erst an dritter Stelle käme der Pilz. Solch eine Kalkulation berücksichtigt allerdings nur die anfänglichen Investitionsvolumina und stellt Fragen des Umweltschutzes gar nicht in Rechnung. Und solche Faktoren müssten doch auch mit einbezogen werden.

Wann könnte die enzymatische Abwasserreinigung frühestens zum Einsatz kommen?

Dr. Gübitz: Vermutlich um das Jahr 2002.

Pilze aus dem Wald statt Chemikalien

Einsatz von Ganoderma lucidum in der Umweltbiotechnologie (Dr. Georg Gübitz)

Pilze – im Volksmund wegen der schwammigen Konsistenz der Fruchtkörper zahlreicher Arten »Schwammerl« genannt – sind wie Mensch und Tier auf organische Nahrungsquellen angewiesen, jedoch weitgehend standortgebunden. Im Laufe der Evolution war es für die Pilze daher erforderlich, sich ständig zur Sicherung ihrer Ernährung anzupassen und zu spezialisieren.

Im natürlichen Stoffkreislauf unserer Wälder üben Pilze eine wichtige Funktion aus, indem sie organische Stoffe umsetzen und abbauen. Besonders bedeutend sind die »Holzschwammerln«, Pilze, die sich auf die Verwertung von Holz zur Deckung ihres Nahrungs- und Energiebedarfes eingestellt haben. Hierbei wurde ein hoher Spezialisierungsgrad bezüglich Holz- bzw. Baumarten entwickelt, der aus Artennamen wie Nadelholz-Harzporling, Eichenschichtpilz, Pflaumen-, Feuerschwamm oder Tannenstachelbart ersichtlich sind.

Ein zunehmend auch bei uns an Bedeutung gewinnender Holzpilz ist Ganoderma lucidum, japanisch Reishi genannt, der in fernöstlichen Ländern für hauptsächlich medizinische Zwecke schon lange bekannt

ist. Wie etliche Holzpilze bildet Reishi konsolenartige Fruchtkörper mit seitlichem Stilansatz und mit rotbrauner, lackartig glänzender Oberfläche aus, ein auffälliges Merkmal für die Namengebung: »glänzender Lackporling«.

Im Zuge des Abbaues durch Pilze wird das Holz – im Wesentlichen ein Verbundmaterial aus Zellulosefasern und dem dunkel gefärbten, hochpolymeren und widerstandsfähigem Lignin – sukzessive in die Bausteine zerlegt.

Zellulose, ein Polymer aus tausenden Zuckermolekülen wird in Glukoseeinheiten (Traubenzucker) gespalten, ebenso wird Lignin in kleinere Bruchstücke zerlegt. Von den Spaltprodukten ernähren sich die Pilze. Je nachdem, ob die Holzpilze eher das Lignin, verantwortlich für die dunkle Farbe des Holzes, oder eher die Zellulose verwerten, unterscheidet man zwischen »Weißfäule- und Braunfäulepilzen«.

Reishi ist ein typischer Weißfäulepilz, der auch in unseren Wäldern vorzugsweise an Eichen und Buchen, aber auch an Tannen und Fichten bis in die Gebirgsregion vorkommt.

Holz, das von diesem Pilz befallen wurde, nimmt infolge des Ligninabbaues eine charakteristische weißliche Färbung an. Es darf nicht unerwähnt bleiben, dass die Lebenstätigkeit der Holzpilze mitunter zu forst-, bau- und volkswirtschaftlichen Schäden führt, da sowohl lebendes stehendes, liegendes gefälltes, verarbeitetes und verbautes Holz besiedelt, abgebaut und damit zerstört wird.

Pilze verfügen über keine mit den Tieren vergleichbaren Verdauungsorgane (z. B. Magen) und die Zerlegung der Holzbestandteile findet bereits außerhalb des Organismus statt. Holzpilze scheiden Enzyme in ihre Umgebung aus, die z. B. den Abbau von Zellulose in Traubenzucker bewerkstelligen.

Gerade diese Enzyme haben in den letzten Jahren interessante technische Anwendungsgebiete gefunden. Bei der Bleiche von Papier wurden bislang immense Mengen an Chemikalien benötigt, um das Lignin und somit die dunkle Färbung vom Zellstoff zu entfernen. Neuerdings werden Enzyme aus Holzpilzen, z. B. Reishi, bei der Papierbleiche verwendet. Papierfabriken in Kanada und Finnland konnten eindrucksvoll beweisen, dass mit dieser neuen Methode nicht nur große Einsparungen an Chemikalien, sondern auch höhere Weißegrade erzielbar sind. Im Gegensatz zu Chemikalien werden Enzyme als so genannte »Biokatalysatoren« bei den Umsetzungen nicht verbraucht und müssen daher nur in verschwindend kleinen Mengen

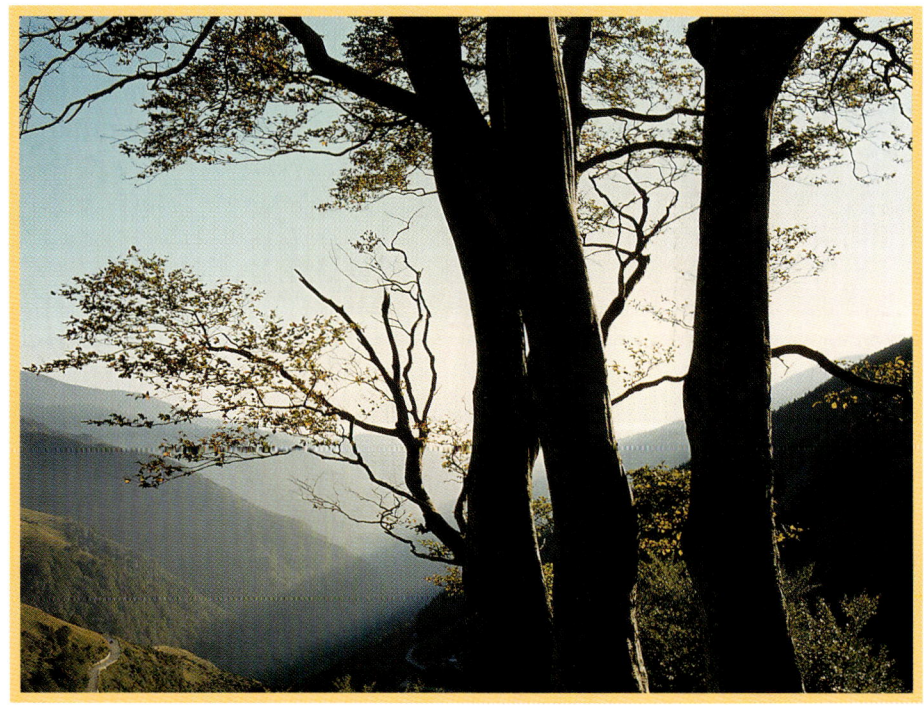

zugegeben werden. Auch bei der Wieder-verwertung von Altpapier kann man diese Enzyme nutzen, um die Farbstoffe vom Papier zu lösen.

Alternativ zm Einsatz von Enzymen bei der Bleiche kann man den Pilz zum Abbau des Lignins auch bereits auf den Hack-schnitzeln wachsen lassen, wie es in Asien üblich ist.

Auch in der Lebensmittel- und Futtermittel-industrie kommt Reishi eine große Bedeu-tung zu. Wissenschaftler aus Japan und Indien haben kürzlich gezeigt, dass Enzyme von Ganoderma lucidum die Verdaubarkeit von Stroh wesentlich verbessern können.

Stroh, das in Europa jährlich in riesigen Mengen anfällt, könnte in der Zukunft als Futter verwendet werden und teure Importe anderer Futtermittel ersparen.

Bereits jetzt werden bei der Herstellung von Fruchtsäften und Bier Enzyme einge-setzt, um unlösliche Bestandteile der Früchte (Pektine) bzw. Stärke abzubauen. Reishi erzeugt diese Enzyme.

Auch im Umweltschutz hat Reishi eine gewisse Bedeutung erlangt. Der Pilz ist nämlich in der Lage, Schwermetalle aus Abwässern durch Absorption herauszufil-tern. Ein interessantes Beispiel für das Anwendungspotential von Reishi ist auch der Abbau giftiger Farbstoffe mit Hilfe die-ses Pilzes bzw. dessen Enzyme. In Kläran-lagen werden einige giftige Farbstoffe nur zu einem geringen Teil abgebaut und gelan-gen somit in unsere Flüsse. Viele der welt-weit über 100.000 gebräuchlichen Farbstoffe ähneln in ihrer chemischen Struktur dem natürlichen Polymer Lignin. Und wie bereits erwähnt, ist Reishi zum Ligninabbau befähigt. In einem gemein-samen Forschungsprojekt konnten Wissen-schaftler aus der EU zeigen, dass Reishi Enzyme produziert, die in der Lage sind, gif-tige Farbstoffe in unschädliche Bruchstücke zu spalten. Wie sich im weiteren Verlauf der Forschungsarbeiten herausstellte, können auch viele andere Umweltgifte wie Pesti-zide oder sogar der Sprengstoff TNT mit Hilfe von Pilzen unschädlich gemacht wer-den.

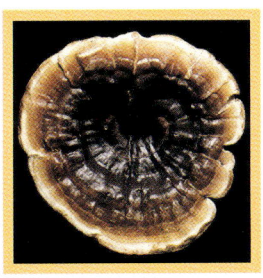

Weiterführende Literatur

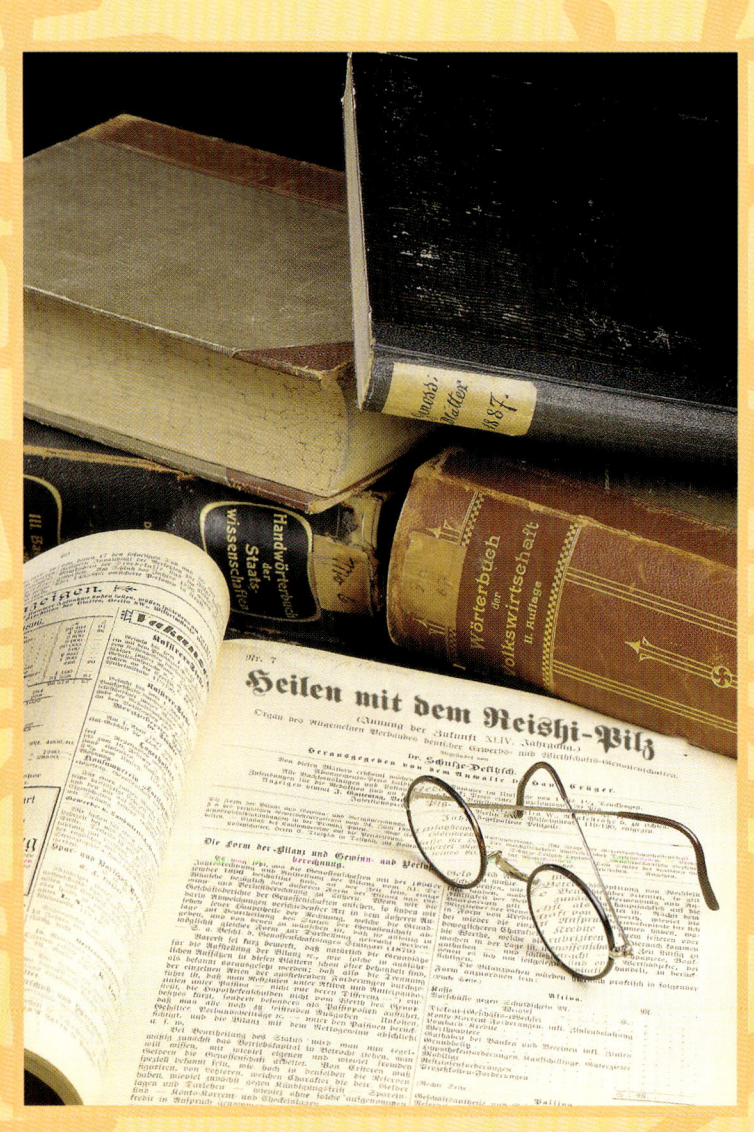

Chen, K. und W. Zhang: Advances on anti-aging herbal medicines in China.

Abstracts of Chinese medicines 1: 309 – 330, 1987

Chilton, J. S.: The first international Conference on mushroom biology and mushroom products.

Herbalgram 31 : 57, 1994

Dharmananda, S.: Commonly asked questions about Ganoderma, the herb for the 21st century.

Herb facts Bulletin. ITM: Portland, OR

Hobbs, Christopher: Medical Mushrooms, Botanica Press, 2. Auflage 1995

Ito Hitoshi, Sensuke Naruse, Keishiro Shimura, Studies on Antitumor Activity of Basidiomycetes Polysaccharides. VII. Antitumor Effect of the Polysaccharid Preparations from Ganoderma lucidum on mouse Sarcoma 180, Mie Medical Journal, 1977, 26 (2-3): 147-152.

Jifeng, W., Jiajun, Z.: Study of the Action of Ganoderma lucidum on scavenging Hydroxyl Radical from Plasma, Journal of Traditional Chinese Medicine 1985 (5)

Lelley, Jan: Die Heilkraft der Pilze. ECON, 1997

Maushing, N., Barth, O. W.: Der gelbe Kaiser. Das Grundlagenwerk der Traditionellen Chinesischen Medizin. Scherz-Verlag, 2. Auflage 1999

Matsumoto, K.: The Mysterious Reishi Mushroom, Santa Barbara, Woodbridge Press Publishing Company, 1979

Morishige Fukumi, Takahide Nakamura, Nakao Nakamura, Noritsuga Morishige: The Role of Vitamin C in Tumor Therapy (Human). In: Vitamins and Cancer: Human Cancer Prevention by Vitamins and Micronutriens. Frank L. Meyskens Jr, and Kedar N. Prasad, editors.

Humana Press, Clifton, New Jersey, 1399-427, 1986

Paulus, Ernst, Ding, Yu-he: Handbuch der traditionellen Chinesischen Heilpflanzen. Haug, 1987.

Qiu, G. and A. Wu: Chinese materia medica with anti-topic effect. From Abstracts of Chinese medicines, 1 : 119, 1986

Shiao, M. -S. et al: Natural products and Biological activities of the chinese medical fungus Ganoderma lucidum. 342-354, From Food Phytochemicals II. – Teas, Spices and Herbs. Taiwan: Amer. Chem. Society

Taichi Usui, Yoshio Iwasaki, Takshi Mizuno et al: Anti-Tumor Activity of Water-soluble Beta-D-Glucan Elaborated by Ganoderma applanatum, Agricultural and Biological Chemistry 45 (1): 323-326, 1981

Teow, S. S.: The therapeutic effect on Ganoderma lucidum. From Fifth International Mycological Conference Abstracts. Vancouver, BC, August 14-21, 1994

ORIGINAL HANDO-REISHI®

Nach 4000 Jahren nun endlich in <u>Ihrer Apotheke</u>

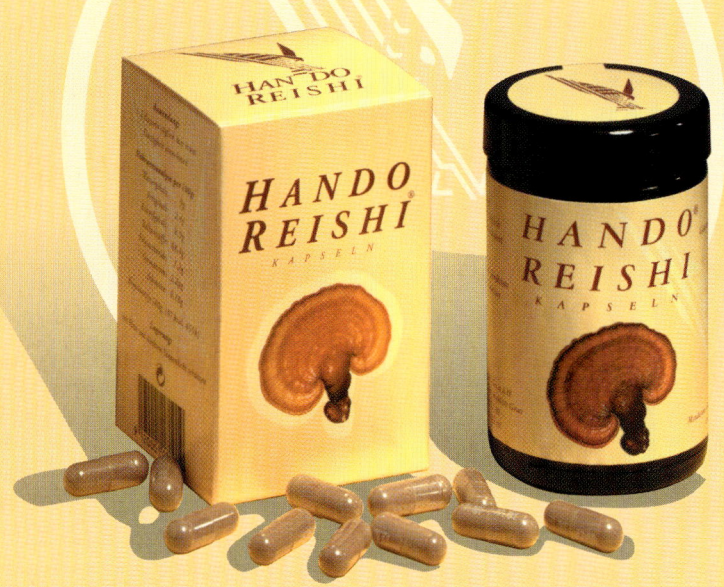

- • *fördert ein vitales Wohlbefinden*
- • *schafft Energie und Lebenskraft*
- • *erhöht die Lebensqualität*

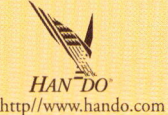

HAN-DO®
http://www.hando.com

kein Gewöhnungseffekt – keine Nebenwirkungen

ORIGINAL HANDO-NOPAL®

Erhältlich in Ihrer Apotheke

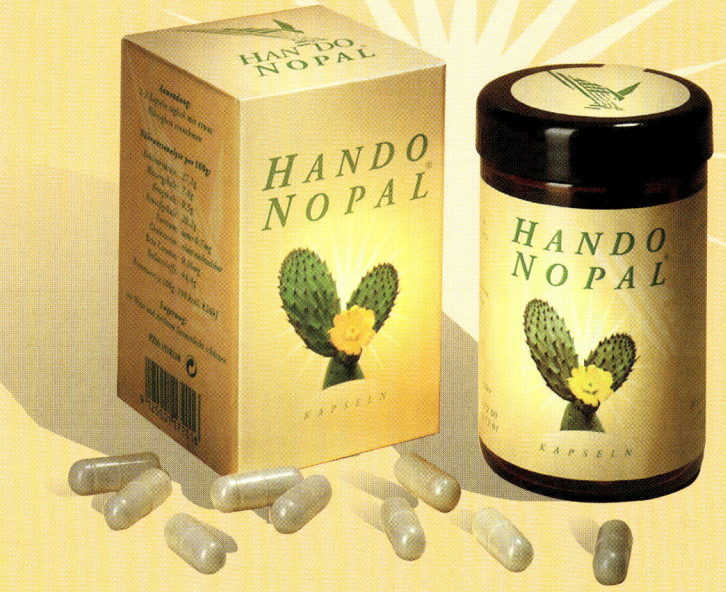

- *fördert die Fettverdauung*
- *für eine cholesterinbewusste Ernährung*
- *fördert ein vitales Wohlbefinden*

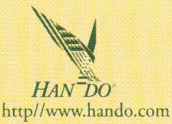

HAN-DO
http//www.hando.com

kein Gewöhnungseffekt – keine Nebenwirkungen

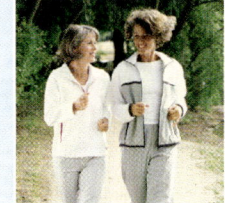
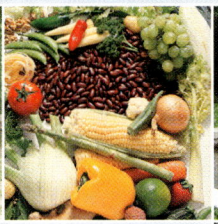
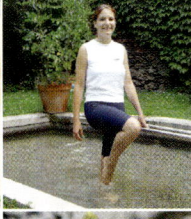
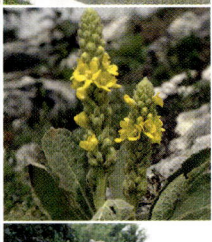
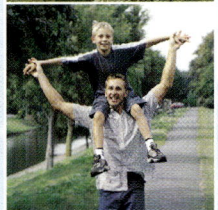